AF474550

HISTOIRE

DE LA

PHTHISIE PULMONAIRE.

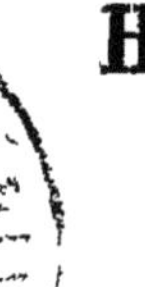

PARIS. — IMPRIMERIE DE BOURGOGNE ET MARTINET,
rue Jacob, 30.

HISTOIRE

DE LA

PHTHISIE PULMONAIRE

NOUVELLES RECHERCHES

SUR L'ÉTIOLOGIE ET SUR LE TRAITEMENT DE CETTE MALADIE;

PAR M. LE DOCTEUR

ÉMILE BERNARDEAU.

PARIS.

LIBRAIRIE DE FORTIN, MASSON ET Cie

RUE ET PLACE DE L'ÉCOLE-DE-MÉDECINE, 1.

1845.

AVIS.

Toute personne qui ouvre un livre ne sait pas toujours si elle fera à ce livre l'honneur de le lire, surtout de le lire en entier. Son hésitation provient habituellement de ce qu'elle ignore quel degré de confiance il mérite ; on voudrait savoir de quel point l'auteur est parti, et à quelles fins il veut nous conduire. Une préface est utile pour répondre à cette question complexe.

J'avais toujours ouï dire que la phthisie pulmonaire est une de ces calamités qui sévissent impitoyablement sur l'espèce humaine, et que celui qui en est atteint est voué à une mort certaine, après s'être desséché graduellement, comme la plante qui manque d'eau.

Dans le cours de l'année 1835, j'eus occasion de faire la connaissance de deux hommes qui avaient passé par tous les degrés de la consomption pulmonaire, et qui étaient guéris depuis plusieurs années : tous deux avaient plus de trente ans. L'un d'eux ne reconnaissait pour cause de sa maladie que les excès, particulièrement l'insomnie et l'abus des liqueurs : un renoncement forcé à ces habitudes déréglées, un régime confortable et régulier, avaient ramené chez lui une santé parfaite. L'autre était médecin ; issu de parents phthisiques, il connaissait sa position. En conséquence, tous ses actes étaient raisonnés : en un mot, sa vie était celle d'un rentier. « Ma santé, me disait-il, a des exigences ; mais je suis persuadé qu'en les satisfaisant, j'éviterai une seconde éruption tuberculeuse, et vivrai tout aussi longtemps qu'un autre. »

J'étais alors étudiant en médecine ; ce que je voyais dans les hôpitaux était fait pour m'inspirer de tristes réflexions. Là encore les phthisiques sont considérés comme des victimes prédestinées ; rarement le médecin de service s'occupe d'eux. Si parfois et de loin en loin il en parle, c'est en présence du cadavre de l'un d'eux ; ses réflexions sont les suivantes : « Messieurs, nous allons examiner les poumons d'un malheureux phthisique dont j'attendais depuis longtemps la mort. Nous en avons un autre au n° ... : je l'ai engagé à aller à la campagne ; mais n'ayant pas de parents en état de le retirer, et étant dans l'impossibilité de se livrer au travail, cet homme m'a prié de le garder ici. Ah ! tant que l'administration des hôpitaux ne nous enverra que de semblables sujets, le service sera bien peu intéressant. J'ai accédé à la demande de ce pauvre tuberculeux, et dans quelques semaines nous aurons à faire une seconde autopsie pareille à celle d'aujourd'hui. N'ayant que très peu de choses à vous dire du traitement de la phthisie pulmonaire, nous ne nous en occuperons pas. Il n'en sera pas de même de l'anatomie pathologique et des méthodes de percussion et d'auscultation ; vous verrez quelle clarté ces dernières répandent sur la première. Avec la percussion et l'auscultation, votre jugement satisfait a reconnu pendant la vie les lésions matérielles du poumon, les mêmes que vous allez voir tout-à-l'heure avec les yeux du corps. Nous avons constaté dans le poumon droit un son clair, une respiration caverneuse, un râle caverneux et de la pectoriloquie; dans le gauche, la région sous-claviculaire nous donne à la percussion un son mat, un bruit respiratoire très faible, et de la bronchophonie. Je ne crains pas d'avancer que le poumon droit est le siége d'une caverne, et le gauche de tubercules miliaires agglomérés. » Eh, oui! l'ouverture du cadavre ne faisait que confirmer ces prévisions, et, maître et élèves, tous étaient satisfaits; il leur semblait que la science était à son apogée. Moi seul, je ne prenais pas part à cette béatitude générale; je me dépitais, au contraire. Pourquoi négligeait-on la seule chose que les malades aient le droit d'exiger de nous, la seule aussi qu'ils nous demandent, leur guérison? La phthisie pulmonaire, une fois reconnue, est-elle donc nécessairement mortelle? Les malheureux qui en sont atteints doivent-ils être privés de tout secours, bien plus, de toute lueur d'espérance? Telle est à peu près l'opinion du monde. Si elle est vraie, Laënnec, cette autorité si importante lorsqu'il s'agit d'affections de poitrine, s'est laissé induire en erreur. Eh, oui! il s'est trompé, vous répondent plusieurs. M. Fournet, pour avoir cherché à le démontrer, a obtenu une couronne au concours des hôpitaux, en 1837. Peut-être eussé-je été convaincu, si les deux faits rapportés précédemment n'eussent été pour moi des preuves vivantes de la curabilité possible de la phthisie pulmonaire. Rien n'étant plus entêté qu'un fait, je dus me roidir contre l'opinion universelle.

On trouve tous les jours, me disais-je, des hommes qui se dévouent pour leurs semblables; je conçois que, sans m'offrir en holocauste, je puis et même je dois donner pour direction à mes études le traitement de la consomption pulmonaire. Les médecins spéciaux sont toujours plus habiles que d'autres dans leur spécialité, parce que l'esprit de l'homme n'est pas assez vaste pour embrasser avec un égal succès toutes les branches de la plus vaste des sciences : la médecine.

A dater de ce moment, je me procurai tous les livres qui ont traité de la phthisie pulmonaire ; je cherchai des tuberculeux, ils ne sont pas rares à Paris ; je leur donnai des consultations gratuites, souvent des remèdes gratuits. Quelle ne fut pas ma joie ? j'améliorais la santé de tous. Quelques uns se trouvaient tellement bien de mon traitement, qu'après l'avoir suivi pendant quinze jours, ils se croyaient guéris et ne revenaient plus à ma consultation. Plus tard, je l'avoue, j'eus quelques désillusions ; mais j'ai reconnu que la plupart de mes insuccès provenaient soit de la faute des malades qui ne m'appelaient que quand leur maladie ne laissait réellement plus d'espoir, ou parce qu'ils ne pouvaient se placer dans les conditions hygiéniques rigoureuses. J'eus enfin des mécomptes, quand je voulus expérimenter tous les remèdes que l'on préconise d'habitude contre la phthisie pulmonaire.

Revenant à mes premiers moyens de traitement, et y joignant les ressources si précieuses de l'hygiène, j'ai pu m'assurer que la phthisie est loin d'être au-dessus des ressources de l'art.

Mon cher lecteur, si vous êtes attaqué de la poitrine ou si seulement vous craignez de l'être, lisez cet opuscule ; mais lisez-le en entier ; vous en retirerez, j'ose l'espérer, quelque fruit. Et alors, sans faire usage d'aucun de ces médicaments auxquels vous accordez à tort toute votre confiance, vous adopterez un régime alimentaire et des habitudes de vie qui peu à peu donneront à vos muscles de la vie de relation, un besoin d'activité, et rétabliront l'harmonie entre ceux de la vie animale et leur fonction respective.

Ce livre contient l'histoire de la phthisie pulmonaire, c'est-à-dire les moyens de la reconnaître, ses causes prédisposantes, ses causes primordiales qui avaient passé jusqu'à ce jour inaperçues, sa marche et la médication spéciale aux di ers âges. Personne avant moi, que je sache, n'avait préconisé un traitement distinct pour l'enfance, l'adolescence et l'âge adulte.

Je m'adresse aussi bien aux gens du monde qu'aux médecins. Les premiers pourraient peut-être me reprocher d'avoir employé souvent les expressions techniques ; je n'en suis nullement effrayé pour eux, parce qu'aujourd'hui l'instruction est tellement répandue que le langage médical lui-même est familier aux gens instruits.

Je dois prévenir mes confrères que je n'ai point cherché à faire de la science : mon but unique a été de les convaincre que la phthisie pulmonaire n'est pas, comme ils ont pu le croire jusqu'à ce jour, une maladie incurable. Je les engage donc de tout mon cœur à joindre leurs efforts aux miens, persuadé que l'humanité tout entière aura beaucoup à y gagner.

INTRODUCTION.

Qu'est-ce que la médecine, et comment prit-elle naissance?

Les auteurs grecs nous apprennent qu'Apollon était à la fois le dieu de la médecine, de la poésie, de la musique et des arts. Esculape, son fils, reçut des leçons de médecine du centaure Chiron; il fut foudroyé par Jupiter pour avoir rendu la vie à Hippolyte, fils de Thésée. Esculape était adoré à Épidaure comme dieu de la médecine, et sous forme d'un serpent. Voilà de l'histoire, qu'au XIXe siècle on appelle fable. Toujours est-il qu'elle témoigne de la profonde estime des Hellènes pour l'art de guérir, puisqu'ils en faisaient un des attributs divins du plus chéri de leurs dieux.

L'antique Grèce fut le berceau de la civilisation; les arts et les sciences y brillaient d'un éclat qu'avec raison nous lui envions encore aujourd'hui : ainsi la sculpture, ainsi la philosophie. Sous la dénomination de philosophes, on comprenait les hommes d'élite qui s'attachaient à la contemplation de la nature et à l'examen de ses merveilles infinies. Un philosophe d'alors serait désigné à notre époque sous le nom de savant. Hippocrate, l'un d'eux, doué d'un esprit éminemment judicieux, porta plus spécialement son attention sur les infirmités humaines et les moyens de les guérir. Le premier il a écrit sur la médecine, bien qu'il ne fût pas le premier philosophe médecin, et les aphorismes remarquables qu'il nous a laissés sont encore de nos jours l'objet de l'admiration générale. Pour mon compte, je les lis souvent, suivant en cela le précepte de l'habile professeur Marjolin, qui nous disait un jour : « Je lis Hippocrate deux fois par an ; je vous engage à en faire autant que moi. » En effet, on ne saurait trop les lire et les méditer ; car si une première lecture nous a fait regarder comme sans application un certain nombre d'entre eux, une seconde nous en révèle le sens, et si nous ne pouvons toujours les généraliser, nous trouvons au moins le moyen de les rattacher à des cas spéciaux, ce qui a fait dire à Celse qu'ils traitent de cas particuliers et de préceptes généraux, *propria et communia.*

La médecine du temps d'Hippocrate pouvait donc être définie la science de l'observation. On doit comprendre, par le mot médecine aujourd'hui, la connaissance des observations de nos devanciers, enrichie de nos propres observations.

A l'époque hippocratique, on pouvait donc être son médecin soi-même. De nos jours encore il est bon de l'être, mais dans de justes bornes ; car on conçoit qu'on ne peut se rendre ce service d'une manière absolue sans avoir la connaissance approfondie des observations que nous ont laissées les maîtres de l'art. Or, les médecins sont les seuls dépositaires de ces précieux héritages. Les posséder est une garantie morale de la capacité médicale ; mais il y a plus : il faut avoir le don de bien observer ; c'est ce que nous appelons avoir le tact médical. Thessalus, fils d'Hippocrate, voulut continuer l'œuvre incomplète de son père ; mais il n'en avait pas le génie, et ses écrits sont depuis longtemps voués à l'oubli.

La phthisie pulmonaire n'a pas toujours été aussi fréquente que de nos jours.

Il est inutile de réfléchir longuement sur cette proposition pour la reconnaître vraie. Lorsque dans le cours de cet ouvrage nous énumérerons avec détail les causes anti-hygiéniques qui peuvent la produire, on en sera plus convaincu encore. Car, malgré la sollicitude des gouvernements à améliorer l'hygiène publique, nous devons reconnaître que si ce poids est dans une balance, dans l'autre sont les abus qu'entraîne à sa suite la civilisation et en même temps qu'eux la création de certaines professions qui disposent à la consomption pulmonaire. Je ne disserterai pas sur la question de savoir si la civilisation doit être considérée, tout compensé, plutôt comme un fléau que comme un bienfait : *non est hic locus*. Mais je suis naturellement conduit à passer en revue les diverses professions qui placent ceux qui les exercent dans des circonstances anti-hygiéniques telles qu'ils contractent plus facilement que d'autres la maladie qui nous occupe.

Influence des professions sur les tubercules.

Posons en règle générale, que les travaux qui s'exécutent en plein air sont moins nuisibles à la santé que ceux qui réclament une vie recluse.

Parmi ces derniers, quelques uns ont de plus le funeste inconvénient d'entourer le travailleur d'une atmosphère chargée de particules, soit solides, soit gazeuses, qui, entraînées par l'air dans les poumons, y entretiennent une irritation continuelle.

Il y a certaines professions qui disposent tellement à la cachexie tuberculeuse, qu'au lieu de désigner cette maladie par sa véritable appellation, on lui a donné celle du métier lui-même. Ainsi on qualifie de maladie de St-Roch, la phthisie pulmonaire chez les ouvriers qui travaillent dans les mines de St-Roch. On appelle asthme des remouleurs la toux phthisique des travailleurs de l'établissement de Sheffield, en Angleterre. Parmi ceux-ci, les émouleurs à sec vivent moins âgés que les émouleurs à l'eau, et ceux de la ville moins âgés que ceux de la campagne. Les émouleurs de Sheffield sont à peu près au nombre de deux mille cinq cents, du nombre desquels cent cinquante, savoir, quatre-vingts hommes et soixante-dix garçons, émoulent les fourchettes. Les émouleurs à sec vivent de vingt-huit à trente-deux ans; les émouleurs de rasoirs qui travaillent tantôt à sec, tantôt à eau, vivent de quarante à cinquante ans.

J'ai eu occasion d'observer souvent les ouvriers de la fabrique de pierres à fusil de Meusnes, petite commune du département de Loir-et-Cher. La maladie, dans ce pays, comme presque partout du reste, commence par une petite toux sèche qu'ils nomment la caillote, voulant désigner par là qu'elle est produite par le caillou qu'ils travaillent. Les femmes exercent leur profession à la maison et meurent de dix huit à trente ans; très peu dépassent cet âge. Les hommes fendent les cailloux en plein air et vivent de trente-cinq à quarante-cinq ans.

Je suis étonné qu'un homme judicieux comme l'est M. Andral, qui a eu occasion de faire deux autopsies de caillouteurs, ait avancé qu'ils ne contractent pas la maladie comme conséquence de l'inspiration de la poussière du silex; mais plutôt, d'après lui, parce qu'ils marchent sur un sol humide. Il se fonde sur ce que, d'une part, il n'a retrouvé cette poussière ni dans les poumons ni dans les bronches ; d'autre part, sur ce que les caillouteurs vont souvent pieds nus. J'objecterai à M. Andral qu'il ne pouvait retrouver de silex dans les voies aériennes, puisque les phthisiques par lui observés ne travaillaient plus depuis trois ou quatre mois à l'époque de leur mort, vu l'état d'émaciation et de faiblesse des derniers temps de la maladie. Quant à la seconde raison, elle est spécieuse et n'existe pas. A Meusnes, tous les chemins et routes sont pavés en silex, qui est promptement réduit en poudre. Ce minéral est naturellement chaud ; et, soit qu'il absorbe l'eau des pluies, soit qu'il la fasse passer à l'état de vapeur, toujours est-il qu'aucune contrée, peut-être, de France n'est moins humide que Meusnes. On ne retrouve pas de trace, au matin, d'une forte pluie d'orage qui a tombé durant quelques heures la veille. La pluie qui tombe sur le poli du silex s'y comporte comme la goutte d'eau sur une barre de fer modérément chauffée ; elle disparaît promptement.

Cela posé, je donne quelques tableaux comparatifs, qui montrent l'influence de certaines professions sur le développement des tubercules pulmonaires.

1er TABLEAU.

AGE.	REMOULEURS DE SHEFFIELD.	AUTRES ARTISANS
70 ans.	124	140
73.	83	118
40.	40	92
45.	24	70
50.	10	56
55.	4	34
60.	1	19

2e TABLEAU.

(TABLEAU DE BENOISTON DE CHATEAUNEUF.)

HOMMES ENTRÉS A L'HÔPITAL.		MORTS de PHTHISIE.	FEMMES ENTRÉES.	MORTES de PHTHISIE.
Professions qui soumettent les poumons à l'action d'un air chargé de particules végétales. C'est un cadre de malades de toutes espèces entrés dans les hôpitaux de 1817 à 1827.				
Amidonniers . .	98	1	0	0
Boulangers. . .	2,702	56	0	0
Charbonniers. .	375	14	0	0
Forts de la halle.	246	6	0	0
Chiffonniers. . .	590	5	237	4
Cotonniers. . .	319	6	882	24
Dévideurs . . .	0	0	263	9
Fileurs. . . .	590	14	1,173	19
Professions qui soumettent les poumons à l'action d'un air chargé de particules minérales.				
Carriers. . . .	887	13		
Maçons. . . .	4,071	90		
Marbriers . . .	162	2		
Plâtriers . . .	158	4		
Tailleurs de pierre	151	5		
Professions qui exposent à l'action des molécules animales.				
Brossiers. . . .	283	10	103	8
Cardeurs et matelassiers. . . .	129	4	451	11
Chapeliers. . .	683	47	130	1
Plumassiers. . .	39	3	61	5

HOMMES ENTRÉS A L'HÔPITAL.	MORTS de PHTHISIE.	FEMMES ENTRÉES.	MORTS de PHTHISIE.
Professions qui exposent les poumons à l'action de vapeurs nuisibles.			
Doreurs. . . . 545	29	285	16
Peintres en décors 2,160	47	0	0
Fumistes. . . . 389	13	0	0
Professions qui exposent le corps, et surtout les extrémités inférieures, à l'action de l'humidité.			
Blanchisseurs. . 218	4	2,775	125
Professions qui soumettent les muscles de la poitrine et des extrémités supérieures à un exercice pénible et continuel.			
Tisserands. . . 645	20	163	3
Gaziers. . . . 251	8	253	8
Charpentiers . . 268	4	0	0
Menuisiers. . . 1,716	53	0	0
Forgerons et maréchaux. . . 214	2	0	0
Serruriers. . . 668	5	0	0
Porteurs d'eau. . 373	9	0	0.
Scieurs de pierre et de long. . . 702	8	0	0
Professions qui soumettent les muscles de la poitrine et des bras à un mouvement continuel et à une attitude courbée.			
Ecrivains. . . . 908	43	0	0
Bijoutiers . . . 715	46	39	4
Tailleurs. . . . 1,048	49	1,169	49
Cordonniers. . . 1,818	78	397	22
Frangiers. . . . 426	20	534	25
Tailleurs de cristaux 244	15	0	0
Polisseurs. . . 270	12	548	21
		Brodeuses. . 593	51
		Couturières et lingères. . 5,392	296
		Fleuristes. . 357	31
		Dentellières. . 558	16
		Gantières. . 402	26
		Ravaudeuses. 510	33

Nous voyons par ces tableaux que certaines professions prédisposent incontestablement à la phthisie pulmonaire. Par exemple, sur dix-huit couturières ou lingères, une meurt de la poitrine. C'est que ces travailleuses, indépendamment de l'attitude courbée qu'elles sont obligées de prendre, se placent par leur faute dans les conditions les plus contraires à l'hygiène. Ainsi se coucher très tard, n'avoir pas d'heures réglées pour les repas, passer souvent plusieurs jours de suite sans sortir, sont autant de causes du développement des tubercules; et on conçoit que lorsqu'elles se trouvent réunies, la constitution la plus robuste ne pourra y résister longtemps.

Nous voyons encore par ces tableaux que la phthisie pulmonaire est plus fréquente chez les femmes que chez les hommes. Pour les premières, elle est dans le rapport de 4,75 sur cent; pour les seconds, dans celui de 2,85.

Mes observations particulières sont confirmées par ces tableaux.

Il est un genre d'habitudes de vie qui ne pouvait entrer dans le cadre de M. Benoiston, et qui a des effets plus funestes sur toutes les professions qu'il passe en revue : je veux parler des personnes qui mènent une vie recluse. J'ai été appelé à visiter une communauté de religieuses cloîtrées composée d'environ vingt membres. Trois sont phthisiques avérées; sept laissent des doutes. Cette proportion est énorme. Est-ce à dire que leur régime est trop austère? Je ne lui donne que le rang de circonstance aggravante. La cause la plus puissante est sans contredit la vie de réclusion. On m'objectera peut-être que beaucoup de religieuses cloîtrées arrivent à un âge avancé. Cette objection est spécieuse. En effet, celles d'entre ces personnes qui sont nées robustes ont pu se rompre à la vie sédentaire, et dès lors poursuivre une carrière très longue, plus longue peut-être que si elles avaient vécu dans le monde; mais aussi combien n'en meurt-il pas vers l'âge de trente-cinq ans! Il semble même que ce terme soit fatal pour celles qui sont d'une santé délicate.

On tomberait dans une semblable erreur si l'on prétendait qu'on ne rencontre dans les montagnes que des êtres vigoureux. On ne tiendrait pas compte de la mortalité qui y sévit sur les enfants beaucoup plus sévèrement que dans les pays de plaine.

Quelle est l'influence du climat sur le développement des tubercules pulmonaires?

La phthisie pulmonaire a été observée sous toutes les latitudes; il n'est pas un point de l'univers connu où on ne l'ait rencontrée. La différence n'existe que dans le degré de fréquence pour les divers climats. L'habitude où l'on est en France de recommander aux personnes atteintes de consomption pulmonaire d'habiter un climat chaud, ferait supposer que cette maladie est moins fréquente dans les pays méridionaux que dans les septentrionaux. Ce fait cesse d'être vrai quand on compare les contrées les plus froides aux plus chaudes. Le docteur anglais James Clark, qui s'est occupé de cette question, avance, d'après sir Alexandre Crichthon, que la phthisie pulmonaire est infiniment plus fréquente en Angleterre que dans les parties septentrionales de la Russie, bien que le climat de ces contrées soit de beaucoup plus froid et plus rude que celui de sa patrie. La grande chaleur, au contraire, est une cause puissante de prédisposition à la phthisie.

Les recherches de J. Clark sur l'influence des climats l'ont amené à un résultat auquel on était loin de s'attendre, à savoir qu'il meurt dans les pays chauds, de la maladie qui nous occupe, plus d'indigènes que d'étrangers. Le tableau suivant en donnera une idée.

Mortalité comparative, par suite de la consomption pulmonaire, parmi les blancs et les nègres de l'armée des Indes occidentales pendant huit ans, de 1822 à 1829.

	MORTS de différentes maladies.	MORTS de phthisie.	MORTS d'affections de poitrine autres que la phthisie.
Blancs.	2,275	177	100
Noirs.	555	158	105

Tableau de M. Marshal. (Indes orientales.)

	EUROPÉENS.	MALAIS.	CAFRES.	INDIENS.
Total des décès annuels par 1,000 personnes.	142	36	49	45
Décès annuels sur 1,000 personnes par suite de phthisie. . . .	6	20	70	26
Décès par suite de phthisie par 1,000 décès de toutes sortes de maladies.	43	58	146	59

M. le docteur Dujat, de Boulogne-sur-Mer, qui a habité quelques années Rio-Janeiro, avance dans sa thèse inaugurale, que les phthisiques qu'il a rencontrés dans les hôpitaux de ce pays étaient presque tous indigènes, et que si parfois, mais plus rarement, il s'y trouvait des étrangers, c'étaient toujours ceux arrivés depuis longtemps. M. le docteur Sigaud vient de publier un excellent ouvrage sur le Brésil : il résulte de ses recherches que les phthisiques sont pour un cinquième parmi les morts, que cette proportion énorme pour une seule maladie est due particulièrement à l'excessive humidité qui règne dans certaines provinces très boisées.

De ces tableaux et de ces observations, il ressort que les contrées très chaudes prédisposent à la phthisie pulmonaire, que les indigènes sont les premiers atteints ; il faut donc que les tuberculeux changent de résidence plus ou moins souvent. Nous voyons de plus que l'excessive humidité est plus nuisible à la santé que le froid excessif, et alors nous nous expliquons pourquoi la phthisie est plus fréquente en Angleterre qu'en Russie. Si le dernier de ces pays est plus froid, le premier est le plus souvent humide. Les vapeurs brumeuses de la Tamise sont incessantes. A Londres les tubercules pulmonaires moissonnent un quart de la population, à Paris un cinquième. Au contraire, ils sont fort rares là où la sécheresse prédomine, par exemple en Égypte.

HISTOIRE

DE LA

PHTHISIE PULMONAIRE.

CAUSES.

On conçoit *à priori* que les causes de la phthisie pulmonaire sont nombreuses et que plusieurs militent souvent ensemble. Pour mettre de l'ordre dans cet important sujet, je rangerai ces causes sous trois chefs distincts :

Premier chef : causes qui viennent des parents : hérédité.

Deuxième chef : causes prédisposantes individuelles. Ce sont :

1° Alimentation vicieuse; 2° air vicié; 3° défaut d'exercice, la cause la plus puissante après l'hérédité; 4° vêtements insuffisants; 5° malpropreté; 6° abus de liqueurs alcooliques; 7° causes morales; 8° contagion; 9° excès de tous genres.

Troisième chef : maladies qui par le fait seul de leur développement sont des causes prédisposantes, et qui deviennent déterminantes si elles se prolongent au-delà de leur terme le plus ordinaire.

1° *Hérédité.* — Tous les observateurs ont reconnu que la phthisie pulmonaire peut être transmise du père ou de la mère aux enfants par voie d'hérédité. Cette vérité est tellement incontestable et ancienne, qu'elle n'avait pas échappé à Hippocrate. Toutefois, ce serait pousser trop loin la conséquence de l'hérédité, si l'on croyait que les enfants d'un phthisique sont nécessairement atteints de la maladie de leur père. L'expérience nous démontre, au contraire, que ceux-ci sont rarement tous affectés de tubercules. Dans les familles nombreuses, quelquefois tous les enfants mourront de phthisie, quelquefois aussi la moitié en sera exempte. On conçoit que, dans certains cas, les plus jeunes seulement seront tributaires de la maladie. En effet, si le père ou la mère sont devenus phthisiques par suite d'excès, si l'affection de poitrine n'avait pas de germe en eux lors de la conception de leurs premiers enfants, ces aînés seront évidemment à l'abri du mal; mais ceux qui viendront les derniers apporteront en naissant ou la maladie de leur père ou une prédisposition à la contracter.

On s'est demandé si la transmission des maladies aux enfants leur vient plus souvent du côté paternel que du côté maternel, et vice versa. Il s'est trouvé des auteurs pour défendre exclusivement l'une ou l'autre opinion; quant à moi, j'ai vu des phthisies héréditaires provenir tantôt du père, tantôt de la mère, et avec le même degré de fréquence.

Cet état de cachexie tuberculeuse des parents

n'est pas le seul qui prédispose les enfants aux tubercules. Cet effet est dû encore à d'autres maladies du père ou de la mère, telles que les affections des organes digestifs, cause fréquente et puissante des maladies cutanées chroniques, la goutte, le cancer, la syphilis, l'abus du mercure, la vieillesse et toute altération du sang, quelle qu'en soit l'origine. Notons que, parmi ces causes, l'état dyspepsique des parents et les habitudes sédentaires de la mère pendant sa grossesse sont des plus funestes à l'enfant.

Quelquefois la consomption pulmonaire passe une génération, les aïeux paternels ou maternels en ayant été atteints et le père et la mère jouissant d'une bonne santé. Est-ce à dire que ces derniers n'avaient pas en eux la prédisposition ? Ou plutôt n'ont-ils pas évité les circonstances anti-hygiéniques qui auraient attisé un germe qui n'attendait, pour entrer en combustion, que le concours de ces circonstances? Évidemment ils ont créé leurs enfants à leur image, ce qui revient à dire qu'ils leur ont transmis la prédisposition à la phthisie qui existait en eux. Ces considérations font ressortir l'immense influence que peuvent avoir sur l'état de notre santé, les agents modificateurs ou les circonstances modificatrices que nous allons passer en revue au second chef.

2° *Alimentation vicieuse.* — Nous avons vu, dans le paragraphe précédent, que l'état morbide des organes digestifs de la mère réagit sur l'enfant et est pour lui cause prédisposante de tubercules. Les règles d'hygiène qui concernent la pathologie de la grossesse, de même que celles propres à la femme qui allaite, ne peuvent trouver place ici.

Mais quant à l'enfant, le prenant dès sa naissance, je dis que le plus ou le moins de nourriture qu'on lui donnera devra être d'abord et exclusivement le lait de la mère, et lorsqu'au bout de quelques mois, deux ou trois mois par exemple, on y joindra des substances étrangères, elles devront toujours être légères, des crêmes de pain particulièrement. Elles seront d'autant plus abondantes que le lait maternel sera plus rare ou moins nutritif, et que l'enfant sera plus vigoureux. Et si, en raison de ces circonstances, nous ne pouvons préciser rigoureusement la quantité d'aliments que prendra l'enfant, je viens de dire qu'ils devront être légers, j'ajoute qu'ils seront souvent répétés. Un enfant fait plus de repas qu'un adulte, parce qu'il digère plus promptement que lui et qu'il a une fonction de plus à remplir, celle de sa croissance. Mais si nous surchargions son estomac de plus d'aliments qu'il ne lui en faut, il en résulterait une diminution relative de la sécrétion biliaire et des autres sécrétions nécessaires à la digestion ; partant la congestion du système veineux abdominal, circonstance que nous verrons plus loin être synonyme de ce que l'on a appelé jusqu'à ce jour prédisposition à la phthisie pulmonaire.

Si, dans les classes pauvres, l'alimentation est

de mauvaise nature et quelquefois malheureusement insuffisante, dans les classes opulentes nous trouvons tout l'opposé. L'un et l'autre excès constituent une alimentation vicieuse. J'ai vu des enfants de riches naître avec toutes les apparences de la santé, devenir plus tard scrofuleux parce qu'on leur faisait manger des viandes, les substances même les plus nutritives, comme le gibier, avant qu'ils eussent des dents pour les mastiquer. A la campagne, parfois des enfants de deux mois mangent, autant que s'ils étaient adultes, d'une soupe dans laquelle on chercherait vainement du bouillon. Chez eux il peut survenir des convulsions, comme conséquence de cette alimentation trop abondante et de difficile digestion. Mais toujours le ventre est énormément distendu, et si ces individus n'étaient destinés à mener une vie en plein air, la phthisie pulmonaire serait chez eux la conséquence inévitable du régime de leur première enfance.

Chaque fois qu'une mère attentive à la santé de ses enfants constatera qu'ils ont le ventre très tendu et très proéminent, il est de son devoir de consulter le médecin qui possède sa confiance; car lors même que ces petits êtres n'accuseraient aucune douleur, et c'est souvent ce qui arrive, tenez-vous pour avertis qu'il y a chez eux pléthore veineuse abdominale, ou, ce qui est la même chose, prédisposition à la phthisie pulmonaire.

Je trouve presque partout l'habitude vicieuse de donner aux enfants en bas âge la bouillie pour premier aliment. Cette bouillie est plus ou moins épaisse; mais quelque précaution que l'on prenne pour la préparer, on n'en fait que de la colle qui empâte les intestins, par conséquent contribue à la distension de l'abdomen, état dont je viens de constater l'effet pernicieux.

Dans le premier âge, la diète doit être lactée et végétale. On s'écarte de cette règle à mesure que l'enfant avance dans la vie. La nourriture de l'adulte doit varier suivant sa position dans le monde; je veux dire surtout le genre de ses travaux. S'ils sont intellectuels, la quantité de ses aliments doit être moindre que celle du travailleur en plein air, du manœuvre, en un mot. L'homme tire sa nourriture des trois règnes de la nature : ainsi les végétaux et la viande, puis le sel pour donner aux aliments plus de saveur et en favoriser la digestion.

Mais suivant la profession et le tempérament, la nourriture doit être plus spécialement végétale ou plus spécialement animale. Il est souvent utile que le médecin, essentiellement observateur par position et par habitude, entre dans quelques détails sur les mets à choisir.

2° *Air vicié.* — Ce que j'ai dit de l'influence de certaines professions comme prédisposant aux tubercules pulmonaires se rattache à la question de l'air vicié. Je complèterai ce que j'ai à en dire par deux citations.

James Clark s'exprime ainsi : « L'effet des habitudes sédentaires, dans toutes les conditions de la société, est, selon moi, le plus pernicieux, et il n'existe pas une cause, y compris même la prédisposition héréditaire, qui exerce une influence plus directe sur la production de la consomption, que la privation d'un air frais et le manque d'exercice.»

Je trouve dans l'ouvrage de M. Fournet : « Les excès de travail physique réunis à une mauvaise alimentation, à la privation de sommeil, à la respiration d'un mauvais air, sont, parmi les circonstances anti-hygiéniques, celles qui m'ont paru exercer la plus fâcheuse influence En somme, l'influence prolongée d'un travail physique excessif, de la privation de sommeil, d'une alimentation malsaine et insuffisante, de l'habitation dans un espace étroit, de la respiration d'un air vicié, d'une vie trop sédentaire, des passions tristes portées à un haut degré, des excès vénériens et alcooliques poussés très loin, peut à elle seule développer la cachexie tuberculeuse et par suite la phthisie pulmonaire, chez un individu qui n'y était nullement prédisposé. Cette influence se fait sentir d'autant plus rapidement que les circonstances précédentes sont plus nombreuses et plus prononcées. Une seule de ces conditions anti-hygiéniques, par exemple l'habitation dans un espace étroit, dans un lieu froid et humide, où l'air est mal renouvelé, où le soleil pénètre difficilement, où le malade passe une grande partie de sa vie, suffit pour développer la phthisie pulmonaire. »

M. Fournet, qui, à ce qu'il me semble, a cherché

à énumérer toutes les circonstances anti-hygiéniques qui, en altérant profondément la constitution, deviennent, si elles se prolongent, provocatrices de la sécrétion tuberculeuse, a oublié d'enregistrer les excès de travail intellectuel. Celui-ci a une immense influence sur les fonctions gastriques et hépatiques. Or, comme nous le savons maintenant, leur perturbation prolongée est cause première de tubercules pulmonaires.

S'il était nécessaire d'insister sur l'influence pernicieuse des habitations où l'air est difficilement renouvelé, où le soleil ne pénètre jamais, j'engagerais ceux auxquels il reste quelques doutes à aller visiter les demeures des pauvres dans les grandes villes. Leur quartier, à eux, se révèle d'avance par l'odeur méphitique qui vous arrive d'un ruisseau fangeux, bien qu'encore à une certaine distance de vous. La rue où se trouve ce ruisseau est étroite, toutes les maisons y sont noires et humides. Entrez, vous allez voir un grand nombre d'enfants; les plus jeunes auront souvent la face bouffie, des yeux grands et beaux, mais fixes comme des yeux de bœuf; des cils longs, etc. Souvent une ou deux jeunes filles de dix-huit à vingt ans, très attentives à un ouvrage de couture, sont remarquablement pâles, jeunes fleurs à peine écloses, et qui déjà s'étiolent faute de grand air. Leur teint est un reflet de leur santé, elles sentent leur force les abandonner graduellement. Interrogées par vous, peut-être le hasard voudra-t-il qu'elles vous répondent:

« Ah! nous savons bien ce qui manque ici, c'est le soleil. Le soleil, après le bon Dieu, c'est la vie. L'an dernier la maison qui est en face d'ici menaçait ruine, force fut à son propriétaire de la faire abattre. Oh! alors on voyait le soleil ici; bien plus on le sentait; nos forces et nos couleurs revenaient; mais depuis que la maison est reconstruite, adieu soleil, adieu santé. » Vous les engagerez peut-être à faire chaque jour une promenade d'une heure au moins, et elles de répondre: « Ce serait très favorable; mais le temps! »

3° *Défaut d'exercice.* — Comme cause de développement des tubercules pulmonaires, j'ai accordé dans les détails préliminaires une large part au défaut d'exercice et à la réclusion. J'ai posé en régle générale que l'on rencontre beaucoup moins de phthisiques à la campagne qu'à la ville. La cause unique ne doit pas en être attribuée à ce que l'air de la campagne est plus pur que celui de la ville; il faut tenir compte encore de ce que l'habitation de la première oblige en quelque sorte à prendre de l'exercice, tandis que l'habitation de la seconde ne permet d'en prendre que peu.

Remarquons ce qui arrive chez les animaux. Sans nous arrêter à ceux de nos ménageries, qui venant d'un climat plus chaud que le nôtre, vivent en outre, contrairement à leur origine, dans un état de réclusion; les singes, par exemple, qui si souvent en France meurent de phthisie pulmonaire; voyons l'effet du défaut d'exercice chez les animaux domestiques de notre pays. Il y a dans l'intérieur de Paris des marchands de lait, dont les vaches, constamment nourries à l'étable, n'en sortent par conséquent jamais : au bout de quelques mois elles sont atteintes de tubercules pulmonaires, par suite de ce manque d'exercice et d'air renouvelé tout à la fois.

En voyant dans des familles un grand nombre d'enfants issus d'un père ou d'une mère phthisique, j'ai cherché à m'expliquer par quelle fatale prédestination, quelques uns d'entre eux, quelquefois les aînés, étaient atteints de la maladie, tandis que les autres en étaient exempts; j'en ai trouvé l'explication toute simple dans le genre de travaux différents de chacun d'eux.

En général, les filles, celles surtout qui travaillent de l'aiguille et mènent une vie sédentaire, sont les victimes. Les garçons, ceux surtout qui s'occupent des travaux de la campagne, parcourent une carrière ordinaire. D'autres causes concourent à rendre la phthisie pulmonaire plus fréquente parmi les femmes que parmi les hommes. A part les dérangements menstruels qui surviennent rarement sans altérer le système général des femmes, beaucoup d'entre elles ont encore la mauvaise habitude de manger à toute heure du jour pour satisfaire des besoins illusoires qui dépendent habituellement d'une névrose de l'estomac. Si celle-ci n'est pas due à une perturbation de la fonction menstruelle, elle doit être attribuée à l'usage pernicieux du café au lait comme premier déjeuner. Le café au lait ou à l'eau ayant pour résultat de favoriser les contractions de l'estomac, ne peut être pris à propos qu'après le repas.

En somme, comme nous venons de le voir, le défaut d'exercice se rencontre plus souvent chez les femmes, en raison du genre de leurs travaux. Toutefois, parmi les hommes, j'en connais qui, se livrant trop exclusivement à l'étude, deviennent par ce fait seul tuberculeux. Je voyais dans le même temps deux hommes, originairement d'une force musculaire au-dessus de la moyenne; tous deux avaient des tubercules au premier degré : A est homme de peine; B est homme de lettres, et travaille beaucoup. Tous deux suivirent le même traitement médical; mais A, incapable de se livrer à ses travaux ordinaires, consentit à aller passer deux mois à la campagne : là ses forces sont revenues; sa santé est très satisfaisante, et n'était une toux qui diminue chaque jour d'intensité, on pourrait le considérer comme radicalement guéri. B n'a pas interrompu ses travaux intellectuels, les tubercules se ramollissent en ce moment; je n'ai encore pu le décider à quitter sa demeure, où l'air est trop vif pour lui. S'il persiste, il s'ensuivra inévitablement que les médicaments qui ont semblé avoir amélioré la position de A, n'auront aucun résultat sur B.

4° *Vêtements insuffisants.* — On a déjà pu voir quelle importance j'attache à un fait. Lorsqu'il est tellement incontestable qu'il est possible d'en faire un aphorisme, j'aime mieux le poser comme tel à l'appui d'une proposition que d'entrer dans de longs raisonnements.

Il s'agit ici de prouver l'influence des vêtements insuffisants comme cause du développement des tubercules pulmonaires; je pose en principe que cet effet sera produit par toute circonstance qui fera naître l'anhélation. Ne sait-on pas qu'en hiver la respiration est plus fréquente que dans une autre saison, et que cette fréquence est d'autant plus considérable qu'on ressent davantage le froid, surtout celui qui frappe sur la poitrine? Une autre conséquence des vêtements insuffisánts, invoquée si souvent, à défaut d'autres causes appréciables, est une transpiration arrêtée. Celle-ci peut occasionner une infinité de maladies, particulièrement des affections thoraciques.

5° *Malpropreté.* — La malpropreté se rencontre habituellement là où les vêtements sont insuffisants. Elle aussi peut être cause de transpiration arrêtée. Sous ce point de vue nous constaterons son effet pernicieux, en considérant, d'une part, que la santé est le rapport normal des diverses fonctions de l'économie; que quand ce rapport cesse, une maladie est au moins imminente; que, d'autre part, la transpiration cutanée peut être arrêtée par la malpropreté du corps; que l'arrêt ou l'amoindrissement de cette sécrétion externe entraînera comme conséquence l'augmentation de la sécrétion interne, et que cette suractivité de la muqueuse des voies aériennes est une cause puissante du développement des tubercules pulmonaires. Elle serait même la plus puissante, d'après le docteur Carswel, eu égard au siége qu'il leur assigne comme le plus ordinaire à cette sécrétion anormale.

6° *Abus de liqueurs alcooliques.* —Le véritable courage consiste à se rendre maître de toutes ses passions. Quelle que soit la cause de la polydipsie, habitude ou maladie, il est glorieux d'y résister ; car quoi de plus impérieux qu'une soif vive ? Celui chez qui des chagrins ou le désœuvrement ont fait naître l'habitude des liqueurs fortes, s'il revient à la raison en considérant qu'elles ne peuvent donner ni espérance ni passe-temps agréable, changera assez facilement son genre de vie. Dans le cas contraire, ce qui n'était qu'habitude vicieuse deviendra besoin ; non pas seulement besoin du corps, mais encore besoin des facultés sensoriales. Dans le dernier congrès scientifique de Milan, le docteur Fossati a décrit cette folie des ivrognes comme un véritable état morbide différent du *delirium tremens*, et qui est plus fort que la volonté du malade. Ainsi, voilà une monomanie de plus à enregistrer.

Non seulement l'abus des liqueurs fortes dégrade l'homme et anéantit son intelligence, comme fait l'opium chez les peuples qui usent journellement de ce poison ; mais encore, et je les suppose naturelles, elles affaiblissent ses forces physiques, elles conduisent à la consomption. Combien plus rapide encore est celle-ci, dans les grands centres comme Paris où presque toutes les eaux-de-vie sont frelatées, et où cependant l'abus en est si grand !

Dans certains pays encore à l'état primitif, les présents les plus agréables que puissent faire nos navigateurs aux naturels sont des eaux-de-vie. Ces malheureux en prennent des quantités effrayantes. Ils les appellent, avec quelque raison, eaux de feu; ils pourraient, avec plus de raison encore, les appeler eaux de mort; car il est constant que l'eau-de-vie tue autant de Taïtiens et d'habitants de la Nouvelle-Calédonie, que toutes les maladies de ces pays réunies.

7° *Causes morales.* — Un certain nombre de nos confrères qui ont donné à leurs études une direction plus prononcée vers la chirurgie que vers la médecine, sont tout étonnés que dans l'étiologie des maladies on trouve des causes morales. De même, ceux qui, exerçant à la campagne, sont appelés beaucoup plus souvent pour des maladies aiguës que pour des chroniques, ont rarement besoin, pour les expliquer, d'invoquer d'autres causes que l'influence des agents extérieurs. Mais pour le médecin de ville, pour celui surtout qui n'a à traiter que des maladies de langueur, que des constitutions délabrées, ah ! pour celui-là, les causes morales sont fréquentes et d'un grand poids.

L'homme dont la position est indépendante va trouver le médecin qui possède sa confiance, et lui confie sans réserve toutes les circonstances qui ont précédé le début de sa maladie et celles qui l'ont suivi. Le praticien, après avoir écouté cette confession, en tire profit pour le soulagement de son client; c'est-à-dire que non seulement il formule les agents modificateurs qui régénéreront ce corps fatigué, mais de plus il trace une ligne de conduite à suivre pour opposer aux causes morales les moyens appropriés.

Si c'est une personne de moins de vingt ans qu'un père ou une mère conduisent près du médecin, la confession n'est plus possible. Les parents s'imaginent que leur enfant n'a rien de caché pour eux. Ils le disent même très haut. Erreur grave de leur part, mais dont il serait difficile et quelquefois inopportun de les tirer. C'est au médecin à se ménager quelques entrevues particulières avec son malade. Je vais citer des observations qui feront ressortir avec exubérance l'effet pernicieux des chagrins comprimés sur le développement de la consomption pulmonaire.

Première observation. — Un jeune homme, que j'ai connu intimement, était amoureux depuis longtemps. Divers incidents vinrent contrarier l'accomplissement de ses vœux. Il n'a jamais fait d'excès alcooliques ni vénériens, etc., mais son chagrin était sans relâche; il passait des nuits d'insomnie, toujours préoccupé de son idée fixe : les obstacles à son mariage. Aucune personne de sa famille n'était morte de phthisie pulmonaire. Néanmoins ses forces avaient diminué; son air mélancolique, ses traits pâles et un peu amaigris, ainsi qu'une toux sèche qu'il avait depuis un an environ, ne donnaient point d'inquiétude. Après cinq ans de tribulations il réussit à se marier; les mieux avisés disaient qu'au bout d'un an il ne tousserait plus et n'aurait plus le teint pâle. Mais ils n'avaient pas prévu que la maladie était déjà enracinée en lui; et quelques mois après cette union, qu'il avait si longtemps et si ardemment convoitée, il mourut de phthisie pulmonaire.

Deuxième observation. — Un jeune homme très riche, âgé de dix-neuf ans, venait de quitter pour toujours le collége. Il rentrait à la maison paternelle, où il allait mener une vie oisive et joyeuse; du moins il le pensait. Doué d'un caractère faible, et cependant enclin à l'indépendance, s'il avait eu quelquefois à souffrir de petites tracasseries des pédagogues, il s'en était consolé en voyant s'ouvrir pour lui dans l'avenir une ère nouvelle, une époque à dater de laquelle il se promènerait librement à cheval dans la campagne à toute heure du jour, d'autres fois à pied et le fusil sur l'épaule, suivant son caprice.

La philosophie terminée, ce jeune homme, arrivé chez ses parents, passa les premiers jours en conversations avec eux. On restait toute la journée au salon, et si le soir après dîner on se permettait une promenade dans le parterre, c'était à pas lents; et, chose affreuse à entendre pour un indépendant, le père et la mère ne cessaient de réprimander leur fils, soit parce qu'il était distrait, soit parce qu'il marchait trop à droite ou trop à gauche.

Cet état de choses ne semblait pas devoir changer. Ce pauvre jeune homme, que son père et sa mère aimaient tendrement, n'obtint jamais la permission de faire un pas sans eux. Tous ses faits et gestes étaient qualifiés d'étourdis. Il concentra son chagrin, et mourut de consomption pulmonaire, dix-huit mois après sa sortie du collége.

Après de semblables exemples, je crois inutile de multiplier les citations. Je me borne à conseiller aux parents de ne pas tenir à voir dans leurs enfants des êtres en tout point semblables à eux. Le vieillard a besoin de repos pour prolonger son existence. A celle du jeune homme, il faut une certaine liberté d'action. Les parents ont tort de trop scruter les pensées de leurs enfants, car cette recherche est pour ces derniers une espèce de tyrannie sur laquelle ils restent souvent muets, mais qui n'en porte que plus sûrement ses effets meurtriers sur la constitution. Les jeunes filles ont aussi leurs secrets. Que les mères les respectent tout en surveillant : telle est leur tâche.

De tous les chagrins, ceux que l'on comprime sont les plus contraires à la santé. Il est des personnes que vous savez devoir être dans la peine, qui cependant vous abordent avec le sourire sur les lèvres. Depuis quelque temps elles ont maigri, et arriveront à la consomption si leur chagrin n'est ni épanché ni amoindri par des distractions. L'habitude que j'ai de ce genre de malades ne leur permettrait pas de me tromper. Les unes vomissent plusieurs fois par jour ; d'autres seulement perdent l'appétit et digèrent mal. En vous accusant ces symptômes, elles avouent, sans s'en douter, qu'un chagrin comprimé a resserré leur estomac. Si cet état de choses persiste, le resserrement indiqué deviendra tel que vous pourrez loger le poing dans le creux épigastrique. Le chagrin a produit ici la dyspepsie. Nous verrons qu'elle peut être cause première de formation de tubercules.

8° *Contagion.* — Je vais tâcher de réduire la question de la contagion au véritable sens qu'on doit lui attacher. Elle a été de ma part l'objet de quelques recherches, et les nombreux phthisiques que j'ai été à même d'observer ne me laissent pas le moindre doute sur sa solution.

Loin de nous ces vieux préjugés qui ont fait envisager la phthisie et tant d'autres maladies comme répandant autour d'elles des exhalaisons méphitiques. On fuyait le malheureux qui en était atteint comme un paria. Un grand maître, une autorité scientifique, Morgagni, ne s'est pas mis à l'abri des idées erronées de son époque ; il dit : « *Corpora phthisicorum fuge adolescens, fugio etiam senex.* »

Nous savons maintenant que la phthisie pulmonaire ne doit pas être considérée comme une affection purement locale, mais plutôt comme un état général morbide, lequel ne peut se produire qu'à la longue sous l'influence de l'hérédité ou de conditions anti-hygiéniques. En conséquence, parler avec des phthisiques, vivre sous le même toit, n'expose pas à contracter leur maladie. De ces rapports indirects avec eux, n'est jamais, que je sache, résultée une contagion bien avérée. Mais l'observation a démontré que d'un époux à l'autre (s'ils couchent ensemble, circonstance rigoureuse), la phthisie pulmonaire peut être communiquée. Il m'est arrivé de constater plusieurs fois que le mari d'une femme phthisique avait la petite toux sèche caractéristique du début de la maladie. Quelques mois plus tard la femme était guérie, et la toux du mari disparaissait comme par enchantement.

Autres exemples de contagion :

1° Un homme bien portant se marie à une femme phthisique ; celle-ci meurt après six mois de mariage ; le mari vole à de secondes noces. Il meurt bientôt lui-même de phthisie pulmonaire ; sa veuve présentait les signes rationnels de la maladie. Je l'ai perdue de vue. Ces personnes n'ont suivi aucun traitement.

2° « Je connais, dit M. Fournet, un médecin qui a vu sa femme jeune encore succomber à la phthisie pulmonaire et qui m'a dit avoir éprouvé pendant le temps qu'il a cohabité avec elle et surtout à la fin tous les signes rationnels d'un commencement de phthisie ; ces symptômes ont disparu graduellément peu de temps après la mort de sa femme pour ne plus revenir ensuite. »

3° M. Fournet ajoute : « M. Jules Guérin m'a communiqué un cas fort curieux de phthisie pulmonaire observé par lui-même, dans lequel la transmission de la phthisie par contagion de l'un à l'autre époux lui semble ne pouvoir être mise en doute. Le fait s'est passé à Haynin, en Belgique : « Une femme mourut de pththisie pulmonaire au troisième degré après avoir couché avec son mari jusqu'à ses derniers moments. Celui-ci, d'une constitution primitivement robuste, issu d'une famille où jamais il n'y avait eu de phthisiques, épousa en secondes noces une femme également bien constituée et née de parents sains. Après dix-huit mois de mariage, il succomba à une phthisie pulmonaire des mieux caractérisées. Sa seconde femme n'avait cessé de cohabiter avec lui jusqu'à sa mort. Peu de temps après, elle se remaria ; mais deux ans après ce second mariage, elle mourut de phthisie. Son second mari, fortement constitué, issu d'une famille où l'on n'avait jamais vu d'exemples de phthisie, succomba à cette affection quelque temps après la mort de sa femme. » Voilà, il me semble, des faits parlants. La phthisie peut être transmise par un époux à l'autre ; mais la contagion ne se borne pas à cette maladie entre mari et femme. Tous les hivers je constate que des coryzas, des catarrhes bronchiques, de quelque forme qu'ils soient, sont communiqués d'un époux à l'autre. Je connais une personne qui avant son mariage expectorait le matin une certaine quantité de mucus concret, roulé sur lui-même et dont le décollement produisait du picotement au larynx. Sous l'influence d'une tisane d'hysope et de polygala, la sécrétion perdit de sa densité et finit par disparaître. Le refroidissement la fit revenir; deux jours après, la femme était atteinte de la même affection. Trois fois elle fut combattue avec succès par le moyen sus-indiqué après avoir été supportée chaque fois par les deux époux.

Ainsi, sans aucun doute, le mari et la femme prennent par la cohabition du tempérament l'un de l'autre; c'est un résultat de l'échange simultané de la transpiration de l'un qui se porte sur l'autre et surtout de l'échange réciproque de leurs fluides nerveux et magnétique. Ces deux corps impondérables, identiques peut-être, jouent un rôle beaucoup plus important qu'on ne pense dans les rapports conjugaux, même dans ceux de l'harmonie du ménage. Combien ne voit-on pas de personnes naturellement bien portantes avant leur mariage devenir après maigres, chétives, maussades ! Dans beaucoup de cas je ne saurais expliquer ce changement autrement que par l'influx nerveux dans ses rapports. Pour être plus précis, je dis que l'époux doué d'embonpoint sera celui qui perd le moins de fluide. L'époux malingre, souffreteux, sera, toutes choses égales d'ailleurs, celui non seulement qui recevra le moins de fluide, mais encore s'il en reçoit autant qu'il en perd, c'est que celui qui lui arrive est contraire à sa nature physique.

9° *Excès de tous genres.* — Ce paragraphe, pour être traité longuement, m'obligerait à de nombreuses répétitions. Les deux passages que j'ai cités de J. Clark et de M. Fournet trouveraient encore leur place ici. Je me résume en disant que chacune des circonstances anti-hygiéniques, ci-dessus mentionnées, constitue un excès qui peut à lui seul être la cause de tubercules pulmonaires; que cette chance sera d'autant plus grande que ces causes seront réunies en plus grand nombre et que, parmi toutes, la vie sédentaire et le défaut d'exercice sont les plus funestes.

Troisième chef. — *Maladies qui, par le fait seul de leur développement, sont des causes prédisposantes, et qui deviennent déterminantes si elles se prolongent au-delà de leur terme le plus ordinaire.* — Toutes les affections thoraciques, gastrites et hépatiques peuvent devenir, sinon par voie immédiate, au moins à la longue, cause de tubercules pulmonaires. Cette manière d'envisager la question me permet de concilier deux opinions qui n'ont l'une et l'autre que le défaut d'être trop exclusives. Des praticiens judicieux reconnaissent que la phthisie, avant de se révéler par un dépôt anormal dans le poumon, a néanmoins un germe dans l'économie, germe qui pour eux est aussi insaisissable que l'électricité dans tous les corps de la nature. Ils désignent cet état pathologique sous le nom de prédisposition à la phthisie, expression que je vais matérialiser en synthétisant la forme la plus ordinaire du développement tuberculeux. D'autres, en plus petit nombre, fidèles aux doctrines broussaisiennes, ne voient dans la phthisie qu'une affection locale de l'organe respirateur; leur irritation, épine de Van-Helmont, explique tout. D'autres enfin, et c'est l'opinion à laquelle je me range, reconnaissent que les tubercules se développent tantôt sous l'influence de cette cause éloignée, la prédisposition, tantôt de cette cause prochaine, l'irritation pulmonaire. Ce dernier cas, qui est infiniment plus rare que le premier, comprend toutes les maladies qui affectent les poumons et dont l'effet est la dyspnée. Que l'on se méfie donc de ce symptôme; il est toujours prudent de le traiter dès son début. Car s'il est produit par de petits noyaux tuberculeux, ceux-ci étant, comme on sait, à leur origine, demi-liquides, pourront encore être absorbés. Ce fait est pour moi incontestable; je sais bien qu'il n'est pas toujours facile d'en démontrer l'exactitude; mais quand je vois un jeune homme présenter de la dyspnée, de la toux, des crachats rares et salivaires avec de petits frissons de fièvre caractéristiques de ceux de toutes les personnes faibles (on sait que le froid et l'humidité, supportés par un être délicat, lui occasionnent un véritable accès de fièvre); quand, dis-je, à ces signes rationnels de phthisie se joint un bruit respiratoire affaibli dans un des points de la poitrine, je ne suis pas encore sûr d'avoir affaire à des tubercules; je n'en ai que le soupçon; si de plus mon malade est prédisposé, mon soupçon acquiert encore plus de valeur, sans devenir certitude, j'y consens. Quoi qu'il en soit, personne ne contestera qu'il y a lieu de s'alarmer, partant de placer le malade dans toutes les conditions que l'hygiène impose rigoureusement.

Une pneumonie, une pleurésie, ont quelquefois paru être la cause occasionnelle d'un dépôt tuberculeux. Mais nous devons redouter beaucoup plus que ces maladies, celles dont la durée est longue, comme sont toutes les formes de catarrhes chroniques, le muqueux, le pituiteux et même le catarrhe sec.

De même que le docteur Tood, j'attache une très grande importance à l'état non physiologique de l'appareil digestif. L'anorexie et la dyspepsie sont causes premières de tubercules. La première ne permet pas au corps de réparer les pertes incessantes qu'il fait par la transpiration insensible, les sécrétions et les excrétions. La seconde a des effets non moins funestes.

NOUVELLE THÉORIE.

Ainsi, les digestions sont pénibles, des aliments mal digérés passent dans le duodénum, les intestins grêles, c'est-à-dire que par l'ouverture pylorique sortent du chyme et des aliments incomplétement chymifiés ; d'où le chyle est altéré lui-même. Grande partie de ces matières mal élaborées sont expulsées. Toutefois, de petits fragments sont charriés par le chyle et passent avec lui dans les conduits chylifères, le canal thoracique et la circulation veineuse. Ce sang veineux anormal arrive dans les poumons en cet état. Celui qui est d'une fluidité parfaitement homogène, reçoit seul l'influence de l'oxygène de l'air; il y a donc moins de sang artériel de formé; car les parties de sang veineux mal élaborées, celles qui ne font pas corps constituant avec lui-même, sont déposées dans la trame pulmonaire, à l'extrémité des vaiseaux, ou, en d'autres termes, sont sécrétées dans le tissu cellulo-vasculaire. On conçoit de cette manière que le tubercule s'accroît par juxta-position et non par intus-susception. Si l'état dyspepsique persiste, le tubercule peut devenir une masse amorphe considérable. Mais il faut tenir compte des travaux de M. N. Guillot. Il résulte des recherches de ce médecin, que les vaisseaux qui aboutissent à un noyau tuberculeux finissent par s'oblitérer.

Le point de départ de la sécrétion morbide, qui a lieu dans le poumon, est donc une chymification incomplète; et si nous voulons remonter plus loin, la dyspepsie reconnaît pour cause première la pléthore veineuse, surtout la pléthore veineuse abdominale, proposition qui est vraie pour la phthisie héréditaire et qui peut s'appliquer quelquefois à la phthisie acquise. Cette théorie du développement des tubercules pulmonaires, je la considère comme mienne. En Angleterre, on avait bien remarqué que les enfants du phthisique présentent de la prédominance du système veineux abdominal. Il ne restait qu'à expliquer ces données, c'est-à-dire s'en servir pour matérialiser ce que l'on a qualifié jusqu'à ce jour du nom vague de prédisposition à la phthisie.

La simple observation des faits démontrera l'état que je signale non seulement chez l'enfant du phthisique, mais encore chez l'homme qui, étant né sain, se trouve placé dans les conditions anti-hygiéniques que j'ai indiquées comme prédisposant à la phthisie pulmonaire. Supposez un homme de bureau, travailleur intrépide, ne prenant aucun exercice en plein air. Au bout d'un certain temps, il a le teint d'un pâleur terreuse ou plombée, celui des phthisiques, en un mot, bien qu'il ne le soit pas encore. Ses digestions sont pénibles; il mange peu et néanmoins son ventre proémine, bien que son embonpoint général soit médiocre. Ne voit-on pas là un ensemble de symptômes propres à l'état que j'ai signalé comme prédisposition à la phthisie pulmonaire?

Cette pléthore veineuse préexiste donc au dépôt tuberculeux. Elle prendra plus convenablement le nom de prédominance veineuse lorsque la maladie sera déclarée; car celle-ci ayant pour effet la diminution de toutes les parties constituantes de la machine humaine, le sang n'échappe pas plus que les autres à cette grande loi de la phthisie; mais le sang artériel diminue relativement plus que le sang veineux; il y a par conséquent encore prédominance de ce dernier.

Parmi les états pathologiques qui prédisposent d'abord à la tuberculisation et en deviennent plus tard cause occasionnelle, je dois encore mentionner l'anémie et la chlorose. Le premier de ces états peut être la conséquence d'une extrême misère et du concours de plusieurs circonstances anti-hygiéniques ; mais beaucoup plus souvent il est produit par des pertes sanguines, quelle que soit du reste la cause. Quelquefois elles seront entretenues par un polype de l'utérus. Dans d'autres circonstances, l'anémie accuse hautement la doctrine dite physiologique, doctrine dont trente années d'expériences malheureuses ont fait à peu près justice. Il ne m'est pas difficile de faire voir que des émissions sanguines trop répétées ont placé celui sur lequel elles ont été exercées dans une condition morbide semblable à celle du phthisique. Il suffit pour s'en convaincre de jeter les yeux sur les résultats obtenus par MM. Andral et Gavarret sur la composition du sang. Les curieuses recherches auxquelles ils se sont livrés serviront, j'espère, à donner à la science médicale des bases plus certaines. Ils divisent les maladies en un certain nombre de classes. Chacune de ces classes comprend plusieurs affections dont le caractère commun est de présenter une augmentation ou une diminution de la fibrine et des globules du sang et se distingue par la prédominance de l'un ou de l'autre de ces éléments. J'avais cité quelques uns des passages du cours de

M. Andral. Nous pourrons en citer quelques inductions thérapeutiques utiles.

Première classe. — Article globule. — MM. Prévost et Dumas ont vu les globules diminuer chez les animaux qu'ils soumettaient à des saignées répétées. La même diminution s'observe chez l'homme à la suite de pertes de sang plus ou moins fréquentes, soit que les sujets se portent bien, soit qu'ils aient une maladie bien caractérisée ; elle est d'autant plus marquée que les émissions sanguines ont été plus répétées et plus rapprochées ; elle provient quelquefois d'une hémorrhagie abondante survenue tout-à-coup chez un malade ; d'autres fois c'est parce que l'hémorrhagie se répète périodiquement comme chez les femmes qui perdent chaque mois une trop grande quantité de sang ou qui sont atteintes de cancer utérin. C'est chez une femme en proie à cette maladie qu'on a rencontré le maximum d'abaissement des globules.

Deuxième classe. — La soustraction des aliments est une source constante de diminution dans les globules : la fibrine peut ne pas être modifiée.

Troisième et quatrième classes. — Au début de la phthisie, alors que les tubercules sont à l'état de crudité, les globules ont une certaine tendance à diminuer ; dans la seconde période de cette maladie, l'abaissement des globules devient considérable.

Rapprochement. — Il n'y a pas de maladie où l'on ait remarqué une diminution aussi notable de l'élément globulaire du sang que dans la chlorose. « Les hémorrhagies reconnaissent pour cause la diminution de fibrine et quelquefois l'augmentation des globules. »

Nous venons de voir que, d'une part, plus la phthisie marche, plus les globules sanguins diminuent; d'autre part, que dans aucune maladie l'élément globulaire n'a été trouvé moindre que dans la chlorose. Cette maladie et le troisième degré de la phthisie pulmonaire présentent donc un état général très analogue. Ainsi, lorsque le poumon contient des tubercules suppurés, ce sont rarement eux qui déterminent la mort. Sous l'influence de l'état constitutionnel, d'autres tubercules se développent. C'est habituellement cette seconde éruption qui est meurtrière. L'état général chlorotique étant donc semblable à celui de la troisième période de la phthisie, sous le rapport au moins de la diminution des globules du sang, peut avoir des effets semblables à elle; c'est ce que l'expérience avait démontré avant le raisonnement.

Cette considération de l'influence de la chlorose sur le développement du tubercule vient encore corroborer une assertion énoncée plus haut, que l'on rencontre plus de phthisiques parmi les femmes que parmi les hommes. De même que les grands centres de population contiennent infiniment plus de cas de consomption pulmonaire que tous autres lieux, de même c'est là que la chlorose est aussi le plus fréquente. A Paris un cinquième, à Londres un quart de la population meurt avec des tubercules du poumon. On est également frappé du nombre de chlorotiques dans les grandes villes. Que l'on prenne à Paris dix femmes au hasard, de l'âge de quinze à quarante-cinq ans, je suis certain que huit ou neuf d'entre elles présenteront des troubles dans la fonction menstruelle. Ce sera tantôt l'aménorrhée, tantôt la dysménorrhée, et plus souvent encore la leucorrhée. Des pertes blanches considérables chez une personne dont la nourriture est insuffisante amèneront la diathèse tuberculeuse.

On ne saurait donc trop recommander aux femmes d'être attentives à leur menstruation. Je ne doute pas que sur cent femmes de l'âge précité qui ne voient point ou qui voient plusieurs fois dans le mois, quatre-vingt-dix-neuf sont malades, ou au moins menacées de le devenir bientôt.

DESCRIPTION DE LA MALADIE.

Avant les découvertes des méthodes de percussion et d'auscultation, les médecins n'avaient à leur disposition, pour reconnaître les maladies internes, que des signes sensibles et des signes extérieurs. Aujourd'hui nous avons, pour compléter notre diagnostic, des signes appelés physiques, et qui seraient aussi bien désignés sous le nom de rationnels. Les uns et les autres doivent donc nous servir. Je dirai, à l'occasion des moyens d'investigation les plus récents, qu'ils sont d'un grand poids lorsqu'ils parlent ; mais comme ils sont quelquefois muets, ou au moins douteux, je vois avec regret quelques pathologistes leur donner une importance trop exclusive. Pour moi, l'habitude extérieure d'un sujet quelconque, enfant ou adulte, frappe mon attention. De cet examen résulte quelquefois le soupçon d'une phthisie imminente seulement ; c'est alors que les conditions hygiéniques modifieront facilement cet état de cachexie tuberculeuse. Dans ce cas, les méthodes physiques garderaient le silence le plus absolu. Ces considérations m'amènent à donner un aperçu général de l'aspect du malade.

DESCRIPTION DE L'HABITUDE EXTÉRIEURE AUX DIVERS AGES.

On a cru pendant longtemps que la phthisie pulmonaire était exclusivement réservée à l'âge adulte. Le père de la médecine fixait son apparition de dix-huit à trente-cinq ans : « *Tabes maxime fit ætatibus ab anno octavo decimo usque ad quintum trigesimum.* » Les progrès de l'anatomie pathologique nous ont appris que la maladie qui nous occupe est de tous les âges. M. Guersant, médecin de l'hôpital des Enfants malades, à Paris, a signalé qu'environ les cinq sixièmes des enfants qui meurent dans cet établissement sont affectés de tubercules. Cette proportion est vraiment effrayante ; elle mérite donc une très grande attention de la part du médecin et de celle des parents pour les maladies de l'enfance. Les nécropsies faites dans les autres hôpitaux et dans les amphithéâtres dévoilent fréquemment des tubercules pulmonaires chez des vieillards de soixante à soixante-dix ans. Pendant le cours de mes études à la Faculté, on en a trouvé chez un octogénaire mort, je crois, dans le service de M. Rostan, à la Clinique alors Toutefois ne nous attachons pas à des exceptions. Il est une période de la vie qui semble plus prédestinée que les autres. M. Andral a remarqué que la phthisie se développe le plus ordinairement, chez les hommes, de vingt à vingt-huit ans, et chez les femmes, avant vingt ans. Pour moi, je viens encore, dans cette circonstance, rendre hommage au talent d'observation d'Hippocrate; car, mes observations étant consultées, je trouve que le plus grand nombre de mes malades phthisiques avait de dix-huit à trente-cinq ans.

James Clark, dans son article *Cachexie tuberculeuse*, donne un tableau si exact de l'habitude extérieure du corps, que je crois devoir en reproduire textuellement le passage suivant :

« Dans la première enfance la face est pâle, empâtée; les joues sont en général pleines, les lèvres et le nez tuméfiés. Si l'enfant est d'une complexion brune, la couleur de la peau est généralement pâle; s'il est blond, elle est d'un blanc remarquable, plus semblable à de la cire qu'à la peau d'un individu sain; les veines se montrent grosses et apparentes. Dans une période plus avancée de la jeunesse, les caractères de cette constitution sont encore plus manifestes; les yeux et surtout les pupilles sont généralement larges, les cils longs, ce qui donne au regard une expression remarquable de douceur; l'ensemble de la figure offre souvent tous les caractères d'une grande beauté, surtout chez les personnes d'une complexion blanche et fraîche. Celles d'une constitution brune ont en général les traits moins réguliers; la peau est communément rude et d'une teinte pâle et plombée. »

On s'est peu occupé de la phthisie dans l'âge le plus tendre. Pour mon compte, j'en ai observé un grand nombre de cas, dans la classe pauvre surtout. C'est une épidémie de coqueluche, en 1841, qui me mit sur la voie de cette affection chez des enfants en bas âge. Tandis que la plupart d'entre eux guérissaient d'une manière on ne peut plus heureuse, souvent en moins d'une semaine, sous l'influence des poudres de calomel et de belladone mélangées, d'autres ne s'en trouvaient nullement soulagés, et de plus présentaient un ou deux accès de fièvre par jour; et, bien que je n'employasse plus pour eux la médication précitée, la diarrhée se déclarait, des sueurs nocturnes, etc., le teint était terreux, ils maigrissaient graduellement, et mouraient après deux ou trois mois d'une maladie qui a commencé par la coqueluche et fini par une phthisie bien caractérisée. Je dois dire que maintenant, instruit par cette expérience, j'oppose à la toux sèche des enfants, etc., les antiscrofuleux, et que je n'ai qu'à m'en louer.

Plus les enfants avancent en âge, plus l'empâtement des joues diminue. Ce ne sont plus ces enfants bouffis, apathiques. Bien qu'habituellement maigres et malingres, on les voit quelquefois d'une extrême vivacité. Mais le moindre exercice les rend haletants; leur teint prend aussitôt de jolies couleurs vermeilles, pour redevenir pâle après quelques minutes de repos. Car leurs parents, qui les ont toujours vus très délicats et sujets à contracter facilement des rhumes, commencent à s'inquiéter et conséquemment ont grand soin de réprimer l'impétuosité de leurs mouvements.

De la seconde enfance jusqu'à l'adolescence ces symptômes persistent. Quelques glandes peuvent devenir le siége d'un engorgement indolent. Que l'on ne croie pas que ces glandes soient toujours celles du cou; ce seront quelquefois celles des aines. J'en ai vu dans un cas cinq sur la partie antérieure du thorax; elles se sont abcédées successivement et ne laissent plus maintenant que leurs cicatrices très visibles. C'est dans cette période que l'on commence à rencontrer la forme hippocratique des doigts. Quelques praticiens prêtent peu d'attention à ce signe; il est cependant pathognomonique, Ainsi, on ne le rencontre que chez les phthisiques, et alors la maladie est bien reconnaissable à ses autres symptômes. Mais il n'existe pas chez tous ces malades ; le tiers ou le quart des cas seulement le présente. Pour moi, je considère comme ayant une valeur diagnostique des doigts qui, ayant maigri, ont des extrémités articulaires saillantes, la pulpe de la phalangette arrondie et volumineuse et des ongles recourbés de dehors en dedans. Tel est l'état que l'on appelle forme hippocratique des doigts.

Deux signes sensibles à l'œil de l'observateur suffiraient pour lui faire connaître un enfant qui aura chance de devenir phthisique dans l'âge adulte. Ces deux signes se tirent de l'inspection de l'abdomen et de celle des yeux. Le ventre, comme nous l'avons dit, est tendu et volumineux. Dans un âge plus avancé il est proportionnellement moins gros.

Les yeux, bordés de cils habituellement longs, sont largement ouverts. On pourrait dire alors des yeux de l'enfant qu'ils sont beaux s'ils étaient expressifs. Ils pourront le devenir ; mais dans la première enfance ils sont mornes, quelquefois expriment l'abattement. Ce que l'organe de la vision présente à tous les âges chez les prédestinés à la phthisie, et à plus forte raison chez ceux qui sont déjà atteints de cette maladie, c'est une coloration bleu de perle de la sclérotique. Cette particularité trouve encore son explication dans la prédominance du sang veineux. Est-il possible, en effet, à la vue du phénomène que je signale, de ne pas reconnaître une injection veineuse sous-scléroticale dans la multitude de petites ramifications vasculaires qui composent la choroïde?

Une différence des plus sensibles existe entre la phthisie du jeune âge et celle qui survient après la puberté. La première peut s'appeler phthisie scrofuleuse dans la majorité des cas, c'est-à-dire que c'est le plus souvent dans les glandes que se dépose le tubercule. Il peut y séjourner fort longtemps, des années par exemple, sans que la santé générale du petit malade en paraisse profondément altérée. Quelquefois les glandes mésentériques, plus souvent les glandes bronchiques en sont le siége. Mais, me dira-t-on, pour qu'il y ait phthisie, il faut que le tubercule soit déposé dans le poumon. Oh! attendez; si cet organe n'est pas déjà lui-même le siége de cette sécrétion anormale, il le deviendra avec l'âge; car l'expérience nous démontre que suivant les âges le tubercule affectionne tel ou tel organe; mais que lorsqu'il se trouve dans l'un d'eux, le plus souvent aussi on le trouve dans le parenchyme pulmonaire. Quoi qu'il en soit, si nous le recherchons dans les glandes mésentériques, nous trouvons que l'abdomen est tuméfié; les selles sont irrégulières, les évacuations pâles, d'une couleur anormale. Lorsqu'il existe dans les glandes bronchiques, il y a de la toux d'abord sèche et rare. Plus tard elle devient quinteuse; les paroxysmes ressemblent à ceux de la coqueluche. N'étaient les symptômes généraux, l'aspect du malade, les circonstances antihygiéniques au milieu desquelles il a vécu depuis sa naissance, le commémoratif de la santé antérieure des parents, etc., on serait embarrassé pour localiser la maladie, car l'affection tuberculeuse des glandes bronchiques est plutôt devinée que diagnostiquée, surtout à son début.

Mais si la phthisie, dans le jeune âge, est le plus souvent scrofuleuse, c'est l'inverse qui a lieu pour l'âge adulte. Néanmoins, cette période de la vie en présente un certain nombre de cas. J'ai eu beau chercher dans les monographies qui ont traité de la phthisie pulmonaire, nul part je n'ai trouvé de distinction bien tranchée entre la phthisie scrofuleuse et la phthisie commune chez l'adulte. Je suis convaincu que je ne rétrograde pas en établissant cette différence. En effet, chaque fois que, chez un sujet atteint de phthisie pulmonaire, je trouve en même temps des glandes engorgées, cette coïncidence me détermine à avoir recours au traitement qui est plus spécialement destiné à l'enfance.

Une des circonstances remarquables, chez des personnes de vingt à vingt-cinq ans, c'est qu'en même temps qu'elles ont le visage maigre et de couleur plombée ou jaune sale, les formes extérieures du reste du corps sont gracieuses, potelées, la partie antérieure même de la poitrine n'ayant pas encore participé sensiblement à l'amaigrissement de la figure. A part cette dernière partie, la peau du reste du corps est d'un beau blanc mat, fine, lisse; on voit serpenter au-dessous d'elle des veines volumineuses, tuméfiées, et dont la couleur azurée offre un frappant contraste avec celle de la peau : ces personnes sont belles, et non jolies.

SYMPTÔMES :

Dyspnée, toux, expectoration, hémoptysie, gastrite, fièvre intermittente, fièvre hectique, sueurs nocturnes, diarrhée colliquative.

Après avoir fait pressentir la difficulté que nous éprouvons quelquefois à reconnaître la phthisie au premier degré à l'aide des signes physiques, et nous avons vu que c'est à tort que quelques médecins n'ont recours qu'à eux, il doit paraître utile d'examiner en particulier chacun des symptômes généraux de cette maladie.

Il est hors de doute qu'ils seront plus ou moins manifestes, suivant que la phthisie sera aiguë ou chronique, fébrile ou à marche lente et même latente. Lorsque ces symptômes seront peu manifestes, les malades ne viendront pas encore nous consulter. Ce n'est pas parce qu'un homme a l'haleine plus courte qu'autrefois, qu'il se croira en danger. Cela peut être, cependant. Il ne commencera le plus souvent à s'inquiéter qu'après une attaque d'hémoptysie. Aussi arrive-t-il maintes fois qu'il ne fait remonter sa maladie qu'à ce premier crachement de sang.

1° La *dyspnée*, chez les phthisiques, est plus ou moins marquée, suivant certaines circonstances que je n'ai vu nulle part rigoureusement déterminées.

Si, pour les rechercher, on s'aide du raisonnement et de l'observation, le premier nous démontre que l'anhélation sera d'autant plus considérable que la matière tuberculeuse aura plus de volume. Sans révoquer en doute une cause aussi plausible, j'ai reconnu par l'observation que quelques unes des conditions antihygiéniques qui entourent le malade influent autant sur la dyspnée que la masse tuberculeuse. Parmi ces causes se placent en première ligne et l'habitation d'un lieu élevé et l'habitude d'exercer son esprit plus que son corps. Que la dyspnée soit seule ou accompagnée d'autres symptômes, elle mérite toujours attention. Car sachant, d'une part, qu'un phthisique n'est réellement en grand danger qu'à dater d'une seconde éruption tuberculeuse ; d'autre part, que la dyspnée est la cause déterminante de ces éruptions, sous l'influence de la prédisposition du système, il est évident que ce symptôme doit être redouté autant que le froid humide.

Lors donc qu'une personne a l'haleine courte, elle doit en prévenir son médecin. Bien souvent, celui-ci se bornera à conseiller d'éviter telle ou telle condition antihygiénique dans laquelle se trouve le sujet. Si cette condition est réellement cause de la dyspnée, ce symptôme alors disparaît. *Sublata causa, tollitur effectus.*

2° *Toux.* La toux tuberculeuse est, dans les commencements, sèche et rare. Elle peut persister ainsi des semaines, des mois, des années même.

Quelquefois elle est si faible, si peu fatigante, que le malade ne lui prête aucune attention. Il est des sujets qui ont une très grande facilité à contracter des rhumes : ceux-ci durent plus longtemps que les rhumes ordinaires, et si vous avez occasion de questionner les malades pendant la belle saison, ils vous diront qu'ils ont gardé, l'hiver, un catarrhe pendant deux ou trois mois ; qu'ils en sont entièrement guéris, si ce n'est une petite toux sèche, si légère qu'ils ne devraient même pas en parler. La toux tuberculeuse se remarque d'abord surtout le matin ; quand elle devient plus fréquente, elle a lieu le matin et le soir. A une époque plus avancée encore de la maladie, indépendamment des deux époques précitées, elle incommode beaucoup la nuit. Une marche un peu précipitée, une lecture à haute voix, la provoquent. Enfin, s'il est des cas rares où la toux a été à peine remarquée pendant le cours d'une phthisie, le plus souvent elle est le symptôme le plus fatigant.

Les personnes qui fument toussent moins que d'autres, quel que soit l'état de leurs poumons.

Cette persistance de la toux, l'heure de son apparition, son caractère, laisseront des doutes sur sa nature. Le malade cherche à la rattacher à l'influx nerveux. Mais l'examen des circonstances au milieu desquelles il vit devra être pris en considération. A-t-il perdu de ses forces : effet de la cachexie tuberculeuse. Si, à la suite d'une quinte de toux un peu violente, il survient des vomissements de matière glaireuse, si ces vomissements reparaissent une fois ou deux par semaine, il est extrêmement probable qu'ils sont sous la dépendance d'une toux tuberculeuse.

3° *Expectoration.* Avant la découverte des méthodes physiques, on prêtait une grande attention aux matières expectorées dans les maladies de poitrine, ce qui devait être une cause fréquente d'erreur, car la source principale de l'expectoration pulmonaire est la membrane muqueuse des bronches. Or, elle peut être affectée à l'état aigu ; elle peut l'être chroniquement, et nous savons qu'un des modes de terminaison de l'inflammation est la formation du pus. Ce cas est rare, il est vrai, pour la bronchite; il l'est moins pour la laryngite chronique simple. En sorte que l'expectoration n'acquiert réellement de valeur, comme signe diagnostique, qu'autant qu'elle a de rapport avec les circonstances concomitantes.

La présence des tubercules dans le poumon détermine à son début une toux sèche. Au bout d'un temps très variable, a lieu l'expectoration d'un fluide transparent, écumeux, ressemblant à la salive. Plus tard, il devient plus visqueux, plus tenace, quelquefois mêlé de stries de sang : c'est la transition du premier au second degré.

Enfin, la troisième période arrivant, les crachats, bien que variant beaucoup sous le rapport de la quantité, ont cependant quelque chose de caractéristique; ils contiennent du pus. Les matières expectorées, à demi purulentes, sont parsemées de stries blanchâtres, comme albumineuses, habituellement obrondes.

La maladie poursuit sa marche fatale; les crachats deviennent moins opaques: c'est un pus écumeux, légèrement verdâtre. Lorsque l'expuition en est abondante, le malade en est soulagé; si, au contraire, elle cesse brusquement, c'est une circonstance grave, d'autant plus grave, que le phthisique est plus affaibli. La sécrétion purulente est résorbée; elle va empoisonner ce corps chétif qui n'a plus la force de réagir contre une pareille intoxication.

C'est une erreur des gens du monde de croire que la fétidité des crachats dénote la phthisie. Dans cette maladie, au contraire, ils sont le plus souvent inodores.

4° *Hémoptysie.* — Pendant longtemps on a considéré l'hémoptysie comme cause fréquente de tubercules, dit James Clark. Cette proposition est complexe; car, si l'hémoptysie est cause de tubercules, je demanderai quelle a été la cause de l'hémoptysie, et je verrai que la cause qui a déterminé le crachement de sang n'est pas toujours la même. Simplifiant la question, je pose de suite en principe que l'hémoptysie liée à l'état cachectique tuberculeux en étant la conséquence, peut à son tour être l'occasion d'un nouveau dépôt tuberculeux, en d'autres termes, peut servir de canevas aux tubercules; car si on a trouvé ces derniers dans des dépôts sanguins, c'était chez des prédisposés.

Eu égard au mode de développement que j'ai décrit pour le cas de phthisie dyspepsique, le tubercule n'est primitivement qu'un des éléments dissociés du sang, ou encore un dépôt sanguin dans la trame pulmonaire. Quand le dépôt sanguin est très abondant, il en résulte un véritable crachement de sang; d'où il suit que dans ce cas l'hémoptysie est un effet de l'état cachectique; mais elle survient souvent lorsque déjà existent des tubercules dans le poumon. Est-ce la présence de ceux-ci qui provoque celle-là? Sans doute l'irritation produite par eux, considérés simplement comme corps étrangers, peut jusqu'à un certain point concourir à cet effet; mais la cause la plus prochaine de l'hémoptysie est certainement l'état morbide constitutionnel.

L'observation est parfaitement d'accord avec ce qui précède. Nous voyons quelquefois apparaître une hémoptysie chez un sujet jouissant d'une bonne santé, au moins en apparence. Il peut n'avoir que peu ou point de toux ni aucun des autres symptômes de la phthisie. Celui qui vient ouvrir la marche et jeter l'alarme est un premier crachement de sang.

Dans d'autres circonstances, l'hémoptysie paraît plus ou moins longtemps après que les tubercules ont été constatés. Elle peut se montrer pour la première fois à toutes les périodes de la maladie. Dans mes observations elle coïncide le plus souvent avec des tubercules encore solides, mais en voie de ramollissement.

Rien n'est plus variable que la quantité de sang provenant d'une hémoptysie. En général, lorsqu'elle paraît plusieurs fois dans le cours d'une phthisie, elle est d'autant moins abondante qu'elle revient plus souvent. Quand elle est très copieuse, elle peut être mortelle en peu de jours. J'avoue que pour mon compte je n'ai jamais eu à redouter ce dernier cas ; et ceux dans lesquels j'ai connaissance qu'il soit arrivé, je l'attribue aux saignées qui avaient été employées dans le but de l'arrêter. Disons-le en passant, les émissions sanguines, la phlébotomie particulièrement, sont nuisibles à la phthisie à toutes ses périodes.

Pour me résumer, je dis que l'hémoptysie doit être considérée comme un symptôme très grave. parce que 1° elle est probablement la révélation de tubercules existants ; 2° elle peut donner naissance à ces produits de sécrétion morbide ; 3° si la perte de sang est abondante, elle peut emporter le malade.

Puisque l'hémoptysie est un symptôme très alarmant, il importe et de différencier le sang sortant par les voies aériennes de celui provenant d'autres sources et aussi de préciser la valeur de l'hémoptysie pour servir au diagnostic des tubercules.

1° L'hémoptysie est moins fréquente dans la phthisie qu'on n'est disposé à le penser. On la rencontre environ dans un cas sur quatre, plus souvent chez les femmes que chez les hommes. On ne peut la confondre avec l'hématémèse ou vomissement de sang noir venant de l'estomac. Au contraire, le sang sortant par les bronches est rouge et écumeux.

Quelques personnes ont les gencives sanguinolentes; l'inspection de la bouche lèverait les doutes. Lorsqu'on saigne du nez, si l'on fait une inspiration forte, le sang arrivera dans l'arrière-bouche et sera ensuite avalé ou craché. Ce cas, qui paraît à l'abri de toute équivoque au premier abord, peut néanmoins induire en erreur si le malade ne crache que quelques minutes après avoir reniflé.

2° L'hémoptysie bien constatée est un symptôme très probable de tuberculisation pulmonaire. Lorsqu'elle se rattache à d'autres causes, on peut ordinairement le reconnaître. Ainsi, qu'il existe ou non, à ma connaissance, des tubercules, j'interroge l'hémoptyque sur l'état antérieur de sa santé. Lors même qu'il n'éprouverait depuis quelque temps qu'un malaise qu'il n'ose appeler maladie, comme serait un peu de diminution de ses forces, j'ai de graves soupçons sur la cause. S'il existe une petite toux en même temps, mes prévisions se changent en certitude.

Si, au contraire, l'hémoptyque est surpris par son crachement de sang au milieu d'une santé parfaite, s'il n'a éprouvé antérieurement ni toux ni diminution de ses forces, je cherche à ce crachement de sang d'autres causes que des tubercules.

Ces causes peuvent être une maladie du cœur, ou l'exposition à un air trop chaud, ou une ascension sur une haute montagne, ou une course forcée, ou l'action trop prolongée de la parole, ou une syncope produite par une émotion morale, ou enfin une plaie pénétrante de poitrine.

5° *Gastrite.* — Avant l'apparition des tubercules dans la trame pulmonaire, l'affection est générale; elle est dans tout l'organisme; c'est ce qu'on appelle diathèse tuberculeuse. A cette époque, les digestions peuvent être lentes et pénibles (dyspepsie), ou l'appétit à peu près nul (anorexie). Interrogé sur l'état de son estomac, le malade hésite avant de répondre : son appétit a diminué d'une manière insensible; le médecin reconnaît une chaleur intérieure peu intense, qui détermine une légère sensation douloureuse en pressant sur l'épigastre. Si la gastrite est sub-aiguë, la langue présente à son extrémité libre une coloration rose, et se termine en pointe, le reste de l'organe étant d'un rosé blanchâtre, avec ou sans matières saburrales; des papilles y sont développées et rouges.

Dans le plus grand nombre des cas, c'est-à-dire dans la phthisie chronique, la langue présente une coloration uniforme, blanc rosé, avec papilles d'autant moins saillantes que la maladie marche plus lentement. On n'a pas du tout insisté sur les papilles saillantes et à large base des phthisiques. Pour moi, ce signe me suffit pour différencier cette gastrique diathésique de toute autre gastrique.

Dans la chlorose, il y a encore quelquefois des papilles roses saillantes, mais généralement moins larges que dans le cas précédent.

Enfin, dans des cas de phthisie avérée, l'estomac peut être à la fois le siége d'une névrose et d'une gastrite. Ainsi la pression épigastrique n'est pas douloureuse: cependant une matière comme salivaire et écumeuse recouvre toute la langue, et il y a des vomissements fréquents. J'ai vu des phthisiques vomir pendant six mois presque tous les jours sans que leur santé en soit devenue pire, et sans que l'amaigrissement en ait été la suite. Je dirai plus : ces malades aujourd'hui sont guéris.

6° *Fièvre intermittente.* — On entend, par fièvre intermittente, une fièvre dont l'accès dure quelques heures, au bout desquelles il disparaît complétement pour revenir après six, douze, vingt-quatre, quarante-huit heures. La durée d'un accès de fièvre intermittente est de sept heures environ ; il se compose de trois stades qui apparaissent dans l'ordre suivant : frisson, chaleur aride, sueur.

Toute personne faible, qu'elle soit phthisique ou non, peut éprouver un de ces accès à la suite et comme conséquence de l'exposition à un air froid et humide; la même chose a lieu après une fatigue.

Le phthisique dont la maladie est constatée, se rangeant dans la catégorie des personnes faibles, est exposé à ces influences. Mais, indépendamment d'elles, il a encore des accès de fièvre intermittente, d'abord légers, commençant le soir par le stade de frisson et se terminant dans la nuit par celui de sueur. M. Andral prétend que cette espèce de fièvre intermittente reconnaît souvent pour cause le ramollissement isolé d'une masse tuberculeuse. Plus tard on remarque deux de ces accès dans les vingt-quatre heures ; le second commence vers dix heures du matin et finit à trois heures de l'après-midi. J'admets volontiers que ces frissons indiquent le ramollissement du tubercule. J'aime mieux dire néanmoins qu'ils dénotent une résorption morbifique ; car la cause la plus universellement reconnue des fièvres intermittentes est un empoisonnement du sang qui a eu lieu par la respiration d'un miasme. Or ici, s'il y a miasme ou substance délétère, c'est dans le poumon lui-même; il s'ensuit que le sang qui part de cet organe pour apporter la nutrition dans le réseau capillaire est modifié à la manière de celui des habitants des contrées marécageuses ; d'où identité de symptômes.

7° *Fièvre hectique.* — La fièvre hectique est la fièvre propre aux phthisiques. Je l'ai séparée de la précédente, parce que, selon mes observations, la fièvre intermittente en est indépendante. Ainsi, chez les personnes irritables, on remarque une accélération du pouls longtemps avant qu'il survienne des frissons, et lorsque ceux-ci apparaissent, la fièvre hectique est une fièvre continue sur laquelle vient s'enter une fièvre intermittente.

En général, le pouls des phthisiques est accéléré ; mais l'artère est filiforme. Ce pouls fréquent, petit et serré est pour moi pathognomonique de la phthisie pulmonaire ; car, au début de cette maladie, alors qu'il n'y a encore que des tubercules crus, difficiles à reconnaître, cet état du pouls lève les doutes. Plus la maladie marche vers son terme fatal, plus la fièvre hectique devient patente, d'insidieuse qu'elle était d'abord. Si, au contraire, la phthisie ne doit pas être mortelle, si l'état général s'améliore, ce mieux sera chaque jour constaté par la diminution de fréquence du pouls, en même temps que les battements artériels prennent plus d'ampliation.

8° *Sueurs nocturnes.* — Comme nous l'avons vu plus haut, le frisson de la fièvre intermittente légitime, de même que celui du tuberculeux, reconnaît pour cause le mélange d'un principe morbifique avec le sang nutritif. De cette identité de début, on pouvait prévoir l'identité de fin. En effet, le phthisique est très sujet à des transpirations. Celles-ci, d'abord peu abondantes, deviennent copieuses ; leur quantité est très variable. La raison veut qu'elle soit en rapport avec la quantité du principe délétère dans le sang. On sait que l'instinct de l'économie animale la porte à éliminer du sang ceux de ses éléments qui lui sont nuisibles.

Le plus souvent, les sueurs ne sont bien abondantes qu'à une époque avancée de la maladie ; néanmoins elles accompagnent parfois le début ;

mais elles sont moins copieuses alors, et même peu sensibles. Elles peuvent cesser pour reparaître plus tard. Chez les personnes jeunes et faibles, une transpiration abondante du matin est un symptôme fâcheux, car il indique que la maladie marchera vite.

9° *Diarrhée colliquative.* — La diarrhée est un symptôme habituel de phthisie, et le plus souvent de phthisie avancée. Dans les observations de M. Louis, elle n'a manqué que quatre fois sur cent douze cas. Quant à moi, j'ai remarqué que les alternatives de constipation et de diarrhée sont influencées particulièrement par les habitudes de vie du malade. S'il est sédentaire, il sera d'abord le plus souvent très resserré. On serait tenté d'ordonner des purgatifs ou des laxatifs. Les uns et les autres sont dangereux, car leur emploi peut déterminer une diarrhée qui ne cessera plus. Quoi qu'il en soit de ce symptôme, je ne puis me dispenser de dire encore ici que les moyens de le combattre appartiennent à l'hygiène. A la fin d'une phthisie, la diarrhée peut être symptomatique d'ulcérations intestinales, et alors le pronostic est des plus graves. Quand, au contraire, elle apparaît à une époque peu avancée de la maladie, elle n'a rien de redoutable.

SUITE DES MOYENS DIAGNOSTIQUES TIRÉS DE L'ÉTAT GÉNÉRAL.

J'ai pour habitude, en arrivant au lit d'un malade que j'ai lieu de craindre phthisique, d'explorer avant toutes choses les formes extérieures du thorax. Ce dernier étant mis à nu, il m'a, plusieurs fois, été possible de constater une expansion inégale des deux côtés de la poitrine, le côté affecté se dilatant moins que l'autre pendant l'inspiration.

La simple inspection nous fait encore découvrir souvent une excavation sous-claviculaire plus prononcée d'un côté que de l'autre. Ce signe doit être pris en considération et comme venant en aide aux autres symptômes généraux, car nous sommes dans l'hypothèse d'un diagnostic douteux.

L'explication du phénomène ci-dessus se tire de ce principe d'anatomie pathologique que, quand un tissu devient le siége d'un produit anormal, il a tendance à s'atrophier. Or, obéissant à cette loi, le poumon, qui est le siége de tubercules, doit présenter, au point correspondant à ceux-ci, un enfoncement; puis, ce même point est imperméable à l'air et non susceptible d'expansion; et comme la boîte osseuse suit la loi de dilatation de la partie qu'elle contient, il en résulte aussi la moindre expansion de ce côté.

Les personnes étrangères à la médecine croient

généralement qu'un thorax large, bien développé, est la plus puissante sauvegarde contre la phthisie pulmonaire. Certes, la considération de ce caractère éloigne le soupçon de tubercules ; mais il souffre exception, puisque nous rencontrons des sujets, selon toute apparence robustes, à poitrine bien ample, devenir au bout d'un certain temps en proie à la consomption pulmonaire. Je ne veux point parler, dans ce paragraphe, des personnes chez lesquelles des excès quelconques ont fait naître la phthisie : il est évident que, quelle que soit leur force primitive, la maladie qui nous occupe peut être la suite de leurs déréglements ; mais je veux parler ici des prédisposés seulement qui, malgré cette prédisposition, présentent les symptômes de la vigueur. La cause probable de leur développement musculaire, au moins pour la plupart, n'est autre que l'exercice des membres supérieurs, exercice qu'exige leur profession. « Nos plus célèbres boxeurs, dit J. Clark, sont souvent tuberculeux. » Cependant, si la poitrine est bombée, plus large en haut qu'en bas, et va graduellement en diminuant jusqu'à cette dernière partie, ce qui constitue un buste bien fait, une taille fine, cette disposition doit éloigner le soupçon de tubercules.

MÉTHODES PHYSIQUES.

I. *Percussion.* — En 1763 parut en Allemagne l'ouvrage d'Avenbrugger sur la percussion. Dehaën,

Stoll, Cullen, tous trois ses contemporains, en font à peine mention et ne semblent pas y attacher la moindre importance. La percussion a traversé ainsi nombre de pays sans trouver des apôtres. En France, elle fut mieux accueillie. Pour me servir des expressions de reconnaissance d'un médecin français d'origine étrangère, je dirai : « La France seule, toujours la première à rendre hommage à tout ce qui signale un progrès, sans demander la couleur du drapeau, la France seule a donné asile à la percussion. » La précieuse méthode d'Avenbrugger avait été, pour ainsi dire, ensevelie avec lui. Il était réservé à un grand maître, Corvisart, de la tirer du profond oubli dans lequel la laissait l'Allemagne. Non content de l'avoir transplantée en France, il sut en élargir les bases. Son autorité scientifique fut la plus puissante considération qui engagea les savants étrangers à répéter ses expériences. Les Allemands surent bientôt revendiquer pour leur pays la gloire de la découverte. Aujourd'hui, son importance, comme moyen diagnostique, est à tout jamais reconnue dans tous les pays qui suivent le progrès médical.

M. le professeur Piorry, en France, en recule encore chaque jour les bornes.

Voici quels étaient les premiers dogmes de la percussion :

« 1° Il est constant que tout ce qui est capable » de diminuer ou de supprimer entièrement le vo-

» lume de l'air contenu dans les poumons, diminue » ou détruit le son naturel de la cavité.

» 2° Si donc on n'obtient pas des régions sonores » un son manifestement égal d'un côté comme de » l'autre, et conforme à une même intensité de per- » cussion, cela annonce qu'une affection morbifique » est cachée dans la poitrine.

» 3° Si le thorax, percuté dans un lieu ordinaire- » ment sonore, rend le son d'une chair frappée, » croyez que la maladie comprend toute l'étendue » du lieu qui aura rendu un tel son. »

II. *Auscultation.* — Sans doute la percussion a jeté un grand jour sur le diagnostic des affections thoraciques; mais la méthode de l'auscultation, entrevue pour la première fois par Laënnec en 1816, et publiée en 1819, bien que plus jeune que la précédente, l'a cependant devancée par son importance. Ceci posé, j'arrive aux signes physiques des tubercules.

1er DEGRÉ, *ou accumulation de tubercules crus.* — Considérant : 1° que dans l'immense majorité des cas la première éruption tuberculeuse a eu lieu au sommet des poumons; 2° que dans l'état normal la percussion exercée en ce point donne un son égal en intensité d'un côté comme de l'autre, et l'auscultation fait entendre la libre entrée de l'air dans les vésicules pulmonaires; chaque fois enfin que cette région sous-claviculaire explorée fournira à l'oreille un son différent, nous serons portés à conclure à un état pathologique d'un des côtés du thorax et à chercher à préciser cette lésion à l'aide des données que peuvent fournir l'auscultation et la percussion.

Suivant l'étendue du dépôt des tubercules, suivant que ceux-ci se présentent en masse ou disséminés, le diagnostic est plus ou moins facile. Si ce sont des tubercules miliaires et qu'ils soient accumulés au sommet des poumons ou seulement de l'un d'eux, le bruit fourni par la percussion est moindre que du côté sain.

L'auscultation étant pratiquée, nous trouvons du côté le moins clair, à la percussion, un bruit respiratoire plus sourd et une résonnance plus considérable de la voix. A propos de cette expression, bruit respiratoire, je ne puis me dispenser de parler des recherches de M. Fournet sur ce même bruit, attendu que, dans le cas de diagnostic douteux de la phthisie au premier degré, sa division du bruit respiratoire en deux bruits distincts peut être de quelque secours au praticien. « Si l'on applique sur la poitrine d'un homme sain le stéthoscope dégarni de son obturateur, dit Laënnec, on entend pendant l'inspiration et l'expiration un murmure léger, mais extrêmement distinct et qui indique la pénétration de l'air dans le tissu pulmonaire et son expulsion. » Je trouve dans l'ouvrage de M. Fournet : « En écoutant avec soin le bruit de la respiration chez des individus à poitrine saine et bien conformée, je fus étonné d'entendre deux bruits au lieu d'un seul signalé par Laënnec. » En effet, ces deux bruits existent dans l'état normal, et celui qui accompagne l'expiration est beaucoup plus faible que celui de l'inspiration. Ainsi, à défaut d'autres signes positifs, lorsqu'il y aura perversion dans les bruits respiratoires, c'est-à-dire lorsque le plus faible sera devenu le plus fort, il faudra en rechercher la cause. En questionnant les symptômes généraux, la santé antérieure du sujet et celles de son père et de sa mère, si déjà on a des raisons pour soupçonner des tubercules, évidemment la perversion des bruits respiratoires viendra corroborer ce soupçon. Enfin, on ne découvre pas les tubercules dans bon nombre de cas parce que l'on ne cherche pas suffisamment. On doit conséquemment aussi bien interroger la partie postérieure de la cavité thoracique que sa partie antérieure. Souvent une remarquable différence de son peut être constatée dans le creux de l'une ou de l'autre aisselle.

2e et 3e PÉRIODES. — La matière tuberculeuse, après avoir été déposée dans la trame pulmonaire, et y avoir séjourné un certain temps à l'état de crudité ou matière solide, peut éprouver les deux transformations suivantes : 1° si la nature seule, ou aidée des moyens employés, a tendance à produire la guérison, cette matière tuberculeuse solide, caséiforme, passe à l'état crétacé, c'est-à-dire que des molécules calcaires ou pétrées viennent la pénétrer, prendre en quelque sorte la place de la substance animale qui constitue presque à elle seule le tubercule primitif. En effet, l'analyse chimique a démontré que ce produit anormal, tel qu'on le rencontre à la première période de la phthisie pulmonaire, est composé d'environ quatre-vingt-dix-neuf parties de matière animale et d'une partie de substance calcaire, tandis que celui qui est guéri par le mode de transformation que je viens de décrire contient quatre-vingt-dix-neuf parties environ sur cent de matière crétacée.

Il est évident ici que l'état général a d'abord été modifié, et que cette modification favorable s'est fait sentir ensuite sur le produit morbide, tuberculeux. Toutefois les signes physiques qui ont révélé sa présence dans le tissu pulmonaire persistent, et cette petite toux sèche, qui reconnaît pour cause le corps étranger, doit persister aussi malgré la guérison. Voilà ce que le raisonnement force d'admettre. Cependant l'observation nous fait voir que chez les fumeurs cette toux n'existe pas ou n'existe qu'à peine, et elle finit par disparaître complétement, même chez ceux qui ne fument pas, probablement parce que la susceptibilité du poumon s'est émoussée par l'habitude. Toujours est-il que, quand il y a de la toux, ceux qui en sont atteints doivent suivre un traitement jusqu'à la cessation complète de celle-ci. Car, pour faire changer une constitution tuberculeuse en une constitution normale, il faut un temps très variable, mais en règle commune un temps long. D'où il suit que c'est au médecin seul à fixer l'époque de la cessation du traitement médical, et que, pour ce qui regarde le malade lui-même, il ne doit jamais se croire affranchi des règles de l'hygiène.

2° Si les circonstances antihygiéniques qui ont donné lieu au dépôt tuberculeux ne sont point entravées, celui-ci se ramollit, ce qui constitue physiquement son passage de la première à la seconde période. Les parties de poumon environnantes ayant été irritées par sa présence, se ramollissent les premières: c'est le ramollissement gris de la pneumonie chronique , disent certains auteurs. Quoi qu'il en soit, le ramollissement du poumon doit précéder celui du tubercule et favoriser sa fonte; d'où excrétion par les bronches de crachats purulents mélangés de sécrétions bronchiques. Conséquemment, à la place de ces matières expectorées, n'existent plus, au bout d'un certain temps, qu'une ou plusieurs cavernes, ce qui constitue la troisième période de la phthisie pulmonaire.

Malgré ces excavations, malgré l'état de dépérissement dans lequel est alors le malade, qu'il ne désespère encore pas; car, s'il est vrai que la phthisie soit d'autant plus susceptible de guérison qu'elle est plus près de son début, il n'est pas moins vrai que l'on peut guérir de cette maladie à toutes les époques.

La circonstance qui a été regardée comme servant de transition du premier au second degré est le changement de nature des crachats. En effet, dans ce dernier cas, ils ont un caractère qui les différencie des crachats salivaires de la première période. Ils étaient clairs, écumeux, en un mot ils étaient salivaires. Plus tard, ils se sont montrés composés d'un fluide transparent, au milieu duquel nageaient des parcelles de matière opaque d'un blanc jaunâtre ; enfin ils sont devenus purulents

D'autres changements ont également lieu dans les autres symptômes généraux. Non seulement ceux qui existent déjà deviennent plus intenses, mais encore il en apparaît d'autres ; la fièvre hectique s'établit, et il n'avait existé jusqu'alors qu'un accès de fièvre commençant le soir par le frisson, et se terminant la nuit ou vers le matin par le stade de sueur ; un autre paroxysme se montre dans la journée; puis la diarrhée dite colliquative, qui appartient plus particulièrement à la troisième période de la maladie. Lorsque ce symptôme de diarrhée persiste pendant plusieurs jours, malgré les moyens qu'on lui oppose, le pronostic devient fâcheux; car alors la diarrhée, reconnaissant absolument pour cause des ulcérations intestinales, il faut de grandes précautions, et il n'est plus guère possible d'employer les agents médicamentaux qui modifieraient avantageusement l'état général.

Enfin on conçoit que les pertes de substances qui ont lieu par l'expectoration cutanée et par les fèces liquides amaigrissent considérablement le malade. Cet amaigrissement va croissant, survient le marasme, l'affreuse consomption! Et ce corps, d'où va sortir la dernière étincelle de vie, a déjà tout l'aspect d'un cadavre avant l'arrivée de la mort. Quelques phthisiques meurent, pour ainsi dire, sans avoir souffert; mais d'autres, plus malheureux encore que ceux-ci, éprouvent dans les parois thoraciques des douleurs erratiques d'abord, puis fixes et poignantes.

RÉSUMÉ DES SIGNES PHYSIQUES.

1° Nous avons vu, en décrivant la première période de la phthisie, que la partie du poumon devenue le siége de tubercules rend un son mat à la percussion, et qu'à l'aide de l'auscultation médiate ou immédiate, on distingue un bruit respiratoire affaibli et une bronchophonie plus ou moins marquée.

2° Les tubercules se sont ramollis. Aux signes précédents s'est joint le gargouillement.

3° La matière tuberculeuse est en partie résorbée, en partie évacuée par les bronches; il reste à sa place une caverne. Là où la percussion rendait un son mat, se fait entendre un son plus clair, la respiration caverneuse, le râle caverneux et la pectoriloquie.

DES COMPLICATIONS

DE LA PHTHISIE PULMONAIRE TUBERCULEUSE.

Ainsi était posée la première question que le sort me désigna pour ma thèse inaugurale. Le cas échéant de la traiter de nouveau, je la reproduis textuellement de ma thèse.

I. La manière dont est posée cette question m'engage à passer en revue les divers sens attachés au mot phthisie à des époques différentes. Dans l'éta actuel de la science, on peut se demander si l'épithète tuberculeuse est nécessaire ici. Je réponds, sans hésiter, négativement. Cependant, tenant à motiver sa présence dans l'exposé de ma question, je présume qu'on ne l'a surajoutée que dans le but d'éviter toute erreur de ma part.

Dans le principe, on prit le mot phthisie dans son acception rigoureuse φθισις, φθιω, je sèche, c'est-à-dire que toute modification de l'organisme produisant la consomption, l'émaciation du sujet portait le nom de *phthisie*. Plus tard, et surtout à l'époque de Bayle, eu égard probablement à ce qu'elle avait pour point de départ les organes respiratoires infiniment plus souvent que tout autre état morbide de l'économie, il était tout naturel qu'on restreignît le sens du mot phthisie, pour ne l'appliquer qu'aux lésions chroniques des poumons. Sont arrivés enfin les immortels travaux de Laënnec, et aujourd'hui l'idée de phthisie emporte nécessairement avec elle celle de tubercule. Ainsi, phthisie pulmonaire signifie un dépôt d'une matière dite tuberculeuse dans le parenchyme de l'organe respiratoire, matière que nous savons aujourd'hui être inorganisée, malgré l'opinion de l'auteur du *Traité de l'auscultation médiate.*

II. La phthisie est une maladie malheureusement trop fréquente, et contre laquelle ont presque toujours échoué jusqu'ici les efforts des médecins. Sa gravité n'avait point échappé, dès les temps hippocratiques, à ceux qui s'occupaient de l'art de guérir. Le lait aromatique du mont Lactarius, qu'ils préconisaient à leurs malades, et la louange qu'ils lui ont accordée est peut-être une des principales causes qui font que, de nos jours encore, nous prescrivons une diète lactée. Ici, de longues réflexions pourraient être faites. Certes, je comprends qu'un lait aromatique puisse, sinon guérir, être au moins une bonne nourriture pour le phthisique; mais si l'on se représente que c'est surtout dans les grandes villes que la mortalité frappe le plus sur ce genre de malades; qu'à Paris, par exemple, un cinquième, et à Londres, un quart de la population meurt avec des tubercules pulmonaires; si l'on se représente de plus que, d'une part, la cupidité des marchands frelate le lait, et que, d'autre part, celui-ci nous vient très souvent de vaches phthisiques elles-mêmes, on comprendra sans peine qu'un lait pur, aromatique, celui du mont Lactarius, pouvait être fort utile, tandis que celui que nous avons à notre disposition ne peut manquer d'être, au contraire, très nuisible.

Les médecins ont donc, dans tous les temps, reconnu la gravité de l'affection qui nous occupe, et l'ont étudiée avec soin ; il faut cependant arriver jusqu'à notre époque pour trouver de bonnes monographies des maladies de poitrine. MM. Bayle, Laënnec, Andral, Louis, ont, par leurs recherches, donné à cette question une grande clarté. Les altérations pathologiques et la symptomatologie auront peu à gagner par les travaux futurs. Il faut espérer qu'il n'en sera pas de même du traitement ; car l'on peut dire que si la science a fait beaucoup de progrès sur la question *phthisie*, l'art de la guérir est resté stationnaire.

III. La nature de la phthisie n'est-elle pas liée à un état général qui se rapproche des scrofules ? L'opinion des auteurs est presque unanime pour répondre affirmativement. Et puis, songeant que beaucoup de scrofuleux périssent de tubercules pulmonaires, que souvent des individus atteints de tumeurs blanches présentent aussi à l'observation ce même dépôt anormal dans les organes respiratoires, nous ne pouvons nous dispenser d'admettre une constitution analogue entre le scrofuleux et le tuberculeux. De plus, cet état constitutionnel préexiste ordinairement, sinon toujours, à la sécrétion morbide tuberculeuse, et nous ne pouvons placer le point de départ de la phthisie dans l'altération du poumon, mais bien dans l'état général du sujet, puisque l'on a trouvé quelquefois des tubercules dans presque tous les organes.

IV. *Complications.* — Pour mettre tout l'ordre désirable dans une question aussi importante, j'indiquerai par appareils les altérations pathologiques qui marchent avec la phthisie, les symptômes qu'elles donnent, en faisant sentir leur influence sur le pronostic.

ALTÉRATIONS DE L'APPAREIL RESPIRATOIRE.

Larynx. — Rougeur de la muqueuse, tantôt générale, tantôt partielle; ramollissement, surtout au niveau des cordes vocales. Souvent, épaississement de la muqueuse qui revêt l'épiglotte, ou de celle qui tapisse les ventricules; ces derniers sont quelquefois oblitérés. Productions de végétations ressemblant à des polypes, ou à celles connues sous le nom de *choux-fleurs;* fausses membranes qui forment un croup chronique. Simple hypertrophie des follicules de la muqueuse; inflammation de ces follicules, dans lesquels se forment, tantôt de petits abcès, tantôt des concrétions qui portent, dans le larynx comme dans l'intestin, le nom de *tubercules*. M. Andral semble penser, sans l'affirmer positivement, que ces tubercules sont formés par la concrétion du pus.

Ulcérations de la muqueuse.—Elles sont très fréquentes dans la phthisie; on les trouve isolées ou rapprochées les unes des autres; leur nombre est, en général, en raison inverse de leur grandeur; quelquefois leur fond est d'une blancheur parfaite. Leur siége varie : elles peuvent être sur les cordes vocales, à la face interne du cartilage cricoïde, sur le fond des ventricules (ces dernières échappent quelquefois à l'observation). Parmi ces ulcérations, les unes s'étendent : 1° en largeur; leur fond est presque toujours formé par du tissu cellulaire induré, duquel naissent, dans certains cas, ou des végétations, ou des tubercules. 2° Les autres s'étendent en profondeur; alors les divers éléments du larynx sont altérés ou détruits : ainsi on a vu une corde vocale seule ou les deux cordes vocales détruites, le muscle thyro-aryténoïdien ramolli ou détruit, les cartilages ulcérés, cariés, ossifiés, perforés, les articulations qui les unissent ouvertes; enfin, des fistules se sont montrées à l'observation, rarement, il est vrai. Pour terminer ce tableau rapide des altérations du larynx, j'ajouterai que l'on a vu plusieurs fois l'infiltration du tissu cellulaire contenu dans les replis aryténo-épiglottiques (Bayle).

SYMPTÔMES QUI ONT SIGNALÉ CES ALTÉRATIONS PENDANT LA VIE.

La laryngite chronique des phthisiques est une affection le plus souvent indolente. Les malades ne se plaignent ordinairement que d'un peu de gêne et de chaleur à la gorge, cependant le contraire peut se présenter. M. Andral rapporte le cas d'une jeune phthisique qui accusait une vive douleur à la partie supérieure du larynx; chez laquelle la déglutition était très pénible.

La laryngite chronique ne contribue à augmenter la dyspnée chez les phthisiques que quand le calibre du larynx est diminué dans un certain point, soit par une tuméfaction considérable de la muqueuse, soit par une végétation élevée à sa surface, soit par un œdème de la glotte.

Lorsque la voix est altérée dans son timbre, on ne trouve souvent, pour expliquer ce phénomène, qu'une simple rougeur, un boursouflement de la muqueuse qui tapisse les cordes vocales ou les ventricules, ou enfin des ulcérations ayant pour siége la muqueuse de ces parties. Les ulcérations que l'on rencontre dans d'autres points n'altèrent en rien le timbre de la voix : celle-ci peut devenir râpeuse et enrouée par la présence de tumeurs de diverses natures qui oblitèrent les ventricules, par un boursouflement considérable de leur muqueuse, et par la destruction d'une des cordes vocales.

L'aphonie existera dans des cas de destruction

des deux cordes vocales, et sera plus complète si le muscle thyro-aryténoïdien est aussi détruit.

Il ne faut pas oublier que tous ces symptômes peuvent exister sous la seule influence du système nerveux.

Nous avons dit que la laryngite chronique des phthisiques suit habituellement une marche indolente ; mais si elle devance l'apparition des tubercules pulmonaires, il pourra en être tout autrement. Quelquefois ses symptômes sont si intenses qu'ils masquent ceux de l'affection du poumon; et puis, si les tuberculcs pulmonaires existent à l'état cru et sont entourés par des parties de poumon sain, ils peuvent être méconnus. Le dépérissement commençant, on croira qu'il est uniquement dû à la phthisie laryngée, et l'autopsie viendra démentir cette manière de voir.

En conséquence, chaque fois qu'à une altération du larynx se joindra l'état phthisique, nous aurons à redouter, si nous ne pouvons les reconnaître, des tubercules dans le parenchyme du poumon. L'observation clinique vient à l'appui de cette assertion : cependant je sais que M. Pravaz a rapporté deux cas de phthisie due seulement à un état pathologique du larynx. De pareils exemples sont rares dans la science.

Ulcération de la trachée-artère. — Le plus souvent rien ne nous la révèle pendant la vie. Suivant M. Andral, ces ulcérations n'existent que d'un côté, celui du poumon malade, et si les deux poumons sont affectés, du côté le plus malade.

Bronches. — Les ulcérations sont beaucoup plus fréquentes dans le larynx et la trachée que dans les larges tuyaux bronchiques, dit J. Clark. Le docteur Carswell prétend qu'il en existe très souvent dans les petites ramifications des bronches. Nous ferons la même observation que pour la trachée. Ces ulcérations sont plus profondes et plus nombreuses dans la partie de l'arbre bronchique qui se rend au poumon le plus malade : rougeur générale ou partielle des bronches, dilatation, épaississement, ramollissement de la muqueuse. Quant à l'apparition de ces altérations, elles suivent ou précèdent le développement des tubercules. Les symptômes qui les font soupçonner sont à peu près ceux du catarrhe.

Parenchyme pulmonaire. — L'inflammation aiguë ou chronique du poumon est fréquente dans la phthisie. Aujourd'hui on pense que ces pneumonies précèdent quelquefois le développement des tubercules, lesquels se trouvent alors au milieu de parties de poumon indurées ; mais si cette inflammation semble, dans certains cas, être cause, elle est, je pense, beaucoup plus souvent secondaire, c'est-à-dire que les tubercules, agissant mécaniquement comme corps étrangers sur les parties qui les entourent, déterminent l'hypérémie et l'inflammation de celles-ci.

La pneumonie aiguë qui suit le développement des tubercules peut se montrer plusieurs fois pendant le cours de la phthisie. Les crachats changent de caractère; ils deviennent rouillés, visqueux, opaques; on ne peut guère les confondre avec des crachats teints de sang par une hémoptysie; la dyspnée augmente, la fièvre est plus intense et continue; enfin les signes tirés de l'auscultation et de la percussion viennent compléter le diagnostic. Toutefois des difficultés se présentent, si des bruits, partant des bronches ou d'une caverne, sont assez intenses pour masquer ceux qui sont propres à la pneumonie. L'expectoration et la dyspnée, dans certains cas, ne sont pas modifiées. La pneumonie, bien que méconnue, peut amener à sa suite des accidents très graves; car si, suivant sa marche ordinaire, elle contribue à hâter le ramollissement des tubercules, nul doute qu'elle ne contribue également à abréger la vie du malade.

La pneumonie chronique, moins grave que la précédente, détermine des symptômes qu'il faut distinguer de ceux dus aux tubercules. La matité existe dans une étendue plus ou moins considérable au sommet du poumon. L'auscultation fait entendre des râles sibilants, ronflants, muqueux et même crépitants, dans le cas de crudité des tubercules; mais s'il existe une caverne, les bruits qu'elle produira pourront couvrir ceux qui se passent dans le tissu voisin. Alors on n'entendra plus que le souffle caverneux, la respiration caverneuse et la pectoriloquie, qui sera d'autant plus évidente que les parois seront plus indurées. L'expectoration, dans ces pneumonies, est semblable à celle du catarrhe ; la dyspnée est peu considérable, une respiration supplémentaire s'établissant dans les parties de poumon restées saines.

Cette seconde forme de pneumonie nous offre pour altération pathologique, ou un simple engouement avec coloration rouge, grise ou noire, ou une induration avec les diverses nuances que l'on peut imaginer depuis le rouge jusqu'au noir. Cette dernière, la mélanose, considérée naguère comme un produit nouveau, n'est autre qu'un reliquat de l'inflammation. Le tissu du poumon qui entoure les tubercules peut être emphysémateux, ou le siége d'un véritable œdème : ce dernier s'étend quelquefois à tout le poumon malade.

V. *Plèvre.* — La phthisie est accompagnée de fréquentes pleurésies que provoquent les tubercules placés au voisinage de la plèvre ; le plus souvent ces pleurésies sont simplement pseudo-membraneuses et partielles : leur siége ordinaire est le sommet des poumons. En général, les adhérences sont en rapport avec le nombre des tubercules et l'état du tissu pulmonaire voisin. La plèvre peut être épaissie ou paraît l'être : dans ce dernier cas, c'est qu'une lymphe coagulable s'est déposée à ses surfaces. Cette lymphe présente diverses colorations. Le froncement de la plèvre, quand il existe, coïncide habituellement avec des tubercules crétacés. Enfin le tubercule peut se développer dans l'épaisseur des fausses membranes, comme l'a observé plusieurs fois M. Andral; d'autres fois ce sont des granulations pierreuses qui occupent ces pseudo-membranes.

Dans le cours d'une phthisie s'observent quelquefois le pneumothorax et l'hydrothorax, complications graves. La perforation de la plèvre a habituellement lieu au voisinage d'une caverne ou d'un tubercule ramolli : ce dernier, fût-il très petit, peut donner lieu à ce phénomène, lorsqu'il est placé immédiatement sous la plèvre. Le fluide élastique du pneumothorax, habituellement l'air, s'altère bientôt; on le trouve mélangé d'hydrogène sulfuré reconnaissable à son odeur, et quelquefois d'une grande quantité d'acide carbonique.

Symptômes. — Les douleurs qui se manifestent dans les parois de la poitrine, vagues ou fixes, sont habituellement dues à la présence de fausses membranes ; le plus souvent elles sont peu considérables, et augmentées seulement par l'inspiration et la parole. Quand ce symptôme de douleur s'exagère, on doit penser qu'il est produit par la formation de nouvelles pseudo-membranes.

VI. *Ganglions bronchiques.* — Ils peuvent devenir le siége de tubercules, rarement chez l'adulte, assez fréquemment chez l'enfant. On les trouve plus souvent enflammés que tuberculeux; leur tissu est noir, tuméfié, infiltré de pus. Dans des cas fort rares, on a observé la tuberculisation des ganglions bronchiques, le poumon étant sain. Ces tubercules des ganglions se terminent, soit par une résorption partielle de la partie fluide, la matière solide devenant crétacée, soit par évacuation, à l'aide d'une fistule qui s'établit entre le tissu de ces ganglions et la trachée-artère.

VII. *Altérations dans l'appareil circulatoire.* — Le cœur n'est pas aussi souvent malade que le pensaient les anciens. C'est à tort que l'on a considéré la phthisie comme une des causes principales de l'anévrisme du cœur : l'observation a démontré, au contraire, que l'atrophie de cet organe coïncide beaucoup plus souvent que son hypertrophie avec les tubercules pulmonaires ; on a toutefois trouvé les cavités droites dilatées par suite d'une gêne de la circulation dans l'organe respiratoire.

APPAREIL DIGESTIF.

VIII. Nous arrivons ici à une étude dont l'importance est de premier ordre ; car on sait que presque toujours des désordres très graves des viscères abdominaux compliquent la phthisie, désordres qui contribuent beaucoup à abréger les jours du malade. Une autre question, qu'il serait curieux de résoudre, nous est encore suggérée par l'étude de l'altération du tube digestif chez les phthisiques, ou ceux qui sont destinés à le devenir ; je veux dire que, s'il est possible de matérialiser cet état particulier de l'organisme que l'on est convenu d'appeler *prédisposition à la phthisie*, l'exploration attentive des organes contenus dans l'abdomen semble seule pouvoir jeter quelque lueur pour la solution de ce problème. J. Clark a remarqué que, chez beaucoup de tuberculeux, la pléthore veineuse abdominale coïncide avec l'affection du poumon ; que des enfants de phthisiques, avant d'être atteints de la maladie, ont présenté également cet état de pléthore veineuse. Laissons maintenant parler M. Fournet : « Les maladies des appareils digestif et sécrétoire éprouvées par les parents paraissent influencer plus que tout autre appareil (le système respiratoire excepté) la santé des enfants, et tendre à amener chez eux la prédisposition aux tubercules. »

Pendant le cours d'une phthisie, peuvent survenir l'inflammation aiguë ou chronique de l'estomac : cette dernière est plus fréquente ; la distension de cet organe, son amincissement, dû à une diminution de la force nutritive, le ramollissement de la muqueuse, et, par conséquent, des troubles fonctionnels, tels que anorexie, dyspepsie, vomissements.

Le médecin doit donc souvent interroger l'état des organes digestifs.

Intestins. — La coloration de la muqueuse peut être trouvée brune, grisâtre, ou ardoisée, ou tachetée de points noirs ; d'autres fois blanche, surtout chez les malades qui ont été tourmentés par la diarrhée. De ce dernier symptôme, si grave, puisqu'il use en peu de temps l'embonpoint et les forces du malade, j'en rapproche un autre, dont l'effet concourt au même but, les sueurs nocturnes. Elles peuvent n'apparaître qu'à la fin de la maladie, et alors sont très abondantes ; si, au contraire, elles ont commencé dès le début de l'affection, elles sont moins copieuses. On remarque qu'elles se manifestent le matin, surtout si le malade se rendort après s'être éveillé. Les follicules muqueux de l'intestin peuvent être enflammés, contenir de petits abcès ou de la matière tuberculeuse. Celle-ci se rencontre à la fin du jéjunum et de l'iléum, rarement dans le duodénum, le cœcum et le gros intestin : végétations, fongosités, gangrène de la muqueuse, ulcérations plus nombreuses à l'extrémité de l'intestin grêle ; enfin, les intestins peuvent avoir, comme l'estomac, leurs parois amincies par une diminution de la force nutritive.

La fistule à l'anus n'est aujourd'hui regardée que comme une coïncidence, laquelle encore serait très rare, puisque, sur huit cents phthisiques, elle n'a été rencontrée qu'une fois.

IX. *Altérations des organes annexes de l'appareil digestif.* — *Péritoine.* — Il peut être enflammé, à l'état aigu ou à l'état chronique. La péritonite aiguë est due à une perforation intestinale, suivie d'un épanchement dans la cavité de la séreuse ; il n'est cependant pas besoin d'une perforation pour que la péritonite ait lieu. Des ulcérations marchant de dedans en dehors arrivent jusqu'au péritoine et l'enflamment : de là l'explication de ces péritonites partielles méconnues pendant la vie, de ces adhérences qui préviennent quelquefois une perforation intestinale. Enfin, M. Andral a vu des fistules de l'intestin s'ouvrir à la paroi abdominale antérieure.

La péritonite chronique peut suivre ou précéder le développement des tubercules. Ce produit de sécrétion morbide a quelquefois été trouvé dans les adhérences du péritoine ; des épanchements se sont formés, ne reconnaissant pour cause ni altération du cœur ni obstacle à la circulation abdominale.

X. *Ganglions mésentériques.* — Quand ils sont affectés de tubercules, la maladie prend le nom de *carreau.* Ils peuvent présenter d'autres altérations, telles qu'une infiltration purulente, ou l'induration.

XI. *Foie.* — Transformation graisseuse, ramollissement, augmentation de volume ; coloration pâle, parsemée çà et là de petits points rouges. La transformation graisseuse de cet organe est plus fréquente chez la femme que chez l'homme.

XII. *Appareil locomoteur.* — Il suffit de jeter les yeux sur un phthisique pour reconnaître son état de maigreur, et constater en même temps l'atrophie de son système musculaire. Les organes passifs, les os, peuvent contenir des tubercules, et, chose digne de remarque, l'analyse chimique a démontré la diminution de leur phosphate calcaire. Je rapproche à dessein cet autre fait : M. Dupuy, professeur à Alfort, a constaté une plus grande quantité de phosphate de chaux dans le lait des vaches phthisiques.

XIII. *Centres nerveux.* — Des tubercules existent quelquefois dans le cerveau ; c'est surtout chez les enfants. Les troubles du système nerveux sont habituellement peu marqués, et souvent nuls dans le cours d'une phthisie ; toutefois, il peut survenir du délire vers les derniers moments de la vie, délire que n'explique point l'autopsie. Dans d'autres circonstances, celle-ci a montré un ramollissement cérébral, bien qu'il y ait eu absence de symptômes nerveux pendant la vie. Ce ramollissement est dû, selon M. Andral, et je partage pleinement cette opinion, à une modification de la nutrition par suite du défaut d'hématose.

XIV. *Organes génitaux.* — Dans toutes les parties qui les composent on a trouvé des tubercules. Mais ce qu'il y a de plus important à connaître ici, c'est la manière dont se comporte le flux menstruel. Habituellement il est peu modifié dans les premiers temps de la maladie ; celle-ci peut même être fort avancée avant qu'il diminue sensiblement ; mais lorsqu'il aura cessé de paraître depuis deux ou trois mois, il est fort nécessaire de surveiller la malade. Elle pourra alors se plaindre d'un sentiment de chaleur et de constriction dans la poitrine. L'idée du médecin devra se reporter à ces hypérémies et pneumonies dont j'ai parlé dans le commencement de mon travail. L'indication est de rappeler le flux menstruel, s'il y a lieu, et, dans le cas contraire, de faire usage des révulsifs,

XV. J'ai vu survenir chez quelques phthisiques, aux approches du terme fatal, des accès tout-à-fait analogues à ceux de la fièvre intermittente.

XVI. Au nombre des complications nous avons encore les fièvres éruptives : variole, scarlatine, rougeole.

XVII. *Influenza* ou *grippe.* — Dans tous les pays où s'est montrée cette dernière, son influence fâcheuse sur les phthisiques a été remarquée. Ces diverses affections, fièvres éruptives et influenza, sont des compléments, mais non des causes immédiates de la tuberculisation pulmonaire ; par exemple, chez tel sujet prédisposé, la rougeole, l'influenza, etc., ont hâté le développement des tubercules, ou rendu ceux-ci manifestes en aggravant les symptômes, et dès lors la marche de la consomption a été très rapide.

ANATOMIE PATHOLOGIQUE.

L'anatomie pathologique a pris depuis quarante ans surtout une grande extension. Il s'est trouvé des gens enthousiastes, engoués d'anatomie pathologique, qui se contentaient de voir des lésions cadavériques, peu soucieux de connaître et de chercher des moyens de les prévenir. Certes l'anatomie pathologique est venue enrichir le domaine de la science médicale. On devait s'attendre qu'elle rendrait d'immenses services à l'art de guérir. Mais non, il n'en est pas ainsi ; elle lui a même nui, en fixant d'une manière trop exclusive l'attention des médecins, puisqu'elle a été cause qu'ils ont négligé le traitement des maladies. Selon les apparences, l'anatomie pathologique est le flambeau de la thérapeutique ; mais en réalité elle n'est que son accessoire.

Cette science nous montre le tubercule au premier degré, sous forme de petites bosses blanchâtres, d'apparence albumineuse. Nous savons que c'est un produit de sécrétion morbide, s'accroissant par juxtaposition, et non pas un corps accidentel qui se développe par épigénèse et s'accroît par intussusception, comme le pensait Laënnec. Le tubercule produit dans le parenchyme pulmonaire l'effet de l'épine de Van-Helmont. Les tissus environnants s'enflamment, le plus souvent d'une manière sub-aiguë, se ramollissent au bout d'un certain temps, et communiquent cet état au produit anormal; tel est le second degré de la phthisie pulmonaire. Enfin le tubercule et les parties de poumon qui lui sont adhérentes continuent à se ramollir, arrivent à l'état purulent: alors elles sont expulsées. Il reste à leur place un vide, une excavation: c'est le troisième degré de la maladie. C'est un véritable ulcère. Or, un ulcère se définit: une plaie qui, loin de tendre à guérir, a, au contraire, une tendance à s'agrandir. Tous les ulcères sont soumis à cette grande loi. Néanmoins ne guérissons-nous pas, à l'aide de topiques, des ulcères superficiels? Ceux mêmes dont la raison d'existence n'est pas une cause spécifique guérissent quelquefois par les seuls effets de la nature. Pourquoi donc les ulcères pulmonaires seraient-ils toujours incurables? Nous reconnaissons qu'ils ont pris naissance sous l'influence d'une prédominance veineuse abdominale. Telle est leur cause primordiale, j'ose dire leur cause spécifique; c'est donc elle qu'il faut préalablement combattre.

Ces considérations m'amènent à traiter de la curabilité de la phthisie pulmonaire.

LA PHTHISIE PULMONAIRE EST-ELLE CURABLE?

Je me hâte de répondre affirmativement. Il est vraiment déplorable qu'il se trouve encore des médecins pour accréditer l'opinion erronée des gens du monde, opinion qui regarde comme absolument impossible la guérison de la phthisie pulmonaire. Certes, si les malheureux atteints de cette maladie étaient convaincus, comme je le suis moi-même, que leur affection n'est pas au-dessus des ressources de la médecine, tous iraient trouver sans retard le médecin qui possède leur confiance, et lui diraient: J'ai le soupçon d'être poitrinaire; je me soumets à toutes vos prescriptions. Il en résulterait que plus des trois quarts d'entre eux recouvreraient une santé parfaite, et que dans un siècle (je prends un aussi long laps de temps, par la seule raison que les préjugés sont difficiles à déraciner) on ne serait pas plus effrayé d'une phthisie qu'on ne l'est d'un chlorose.

Une autre question qui se lie à celle-ci est la suivante : A quel degré la phthisie est-elle curable? Pour moi, je réponds qu'elle l'est à toutes ses périodes; mais plus ou moins facilement. Certains médecins ont avancé que les maladies sont susceptibles d'être jugulées, c'est-à-dire arrêtées dès leur début; d'autres ont adopté une opinion tout-à-fait contraire; en sorte que, pour ces derniers, le tubercule, tant qu'il existe, implique l'idée de maladie; il faut donc qu'il se ramollisse pour être expulsé, ou, en d'autres termes, qu'il parcoure toutes ses périodes.

1° Laënnec a rencontré par l'anatomie pathologique un grand nombre de ces guérisons de phthisie au troisième degré, opérées depuis un temps plus ou moins long. Entre les bords de l'ancien ulcère se trouvait soit un fibro-cartilage, soit une ligne blanche formée de tissu cellulaire condensé ; la nature peut, en effet, employer cette voie pour amener la guérison.

2° Mais si l'on réfléchit que plus la maladie est près de son début, moins la constitution est détériorée, on concevra que le premier degré est plus facilement curable que les deux autres. Un tubercule au premier degré peut encore être résorbé chez les enfants où les humeurs sont abondantes, et où les forces de sécrétion et d'absorption sont à leur summum ; chez l'adulte, la nature, plus solide, caséeuse, du tubercule se prête plus difficilement à cette résorption. Mais les anatomo-pathologistes, aidés des chimistes, ont trouvé que le tubercule qui est destiné à se ramollir contient sur cent parties quatre-vingt-dix-neuf de matière animale ; d'autre part, on a trouvé des tubercules pétrés, crétacés, formés de quatre-vingt-dix-neuf parties calcaires sur cent. Dans cette circonstance, voici ce qui s'est passé : le sang des phthisiques charrie dans certaines conditions des sels de chaux : or, nous rappelant le mode de formation des tubercules, ceux qui étaient composés en majeure partie de substance animale se laissent imprégner de ces sels minéraux, très probablement sous l'influence d'une amélioration dans l'état général : c'est là un second mode de guérison.

On conçoit que ces produits crétacés, agissant toujours comme corps étrangers, sont cause d'irritabilité locale, de toux, de dyspnée ; il s'ensuit qu'il se rencontre des personnes chez lesquelles ces symptômes ont peu de gravité. Néanmoins, d'après ce que j'ai dit de leur influence, il est nécessaire de chercher à les calmer.

3° Il est un troisième mode de guérison qui n'a pas été décrit, que je sache. L'étude approfondie et pratique que j'ai faite de la consomption pulmonaire m'a conduit à reconnaître que, dans certains cas de guérison, le produit de sécrétion morbide ne se ramollit que petit à petit ; les parties ramollies sont éliminées, soit par résorption, soit par expuition, souvent par expuition, puisqu'on rencontre, le matin surtout, du pus dans les crachats. Un petit dépôt tuberculeux disparaît ainsi peu à peu, le poumon revient sur lui-même, et à aucune époque de la maladie il n'a été possible de constater de caverne. Cette voie de guérison est certes la meilleure ; elle ne peut avoir lieu que lorsque le malade est placé dans de bonnes conditions. Je l'ai rencontrée plusieurs fois sous l'influence de mon traitement. J'engage mes confrères à y prêter attention ; ils ne seront pas longtemps sans la reconnaître.

COUP D'OEIL SUR LES PRINCIPAUX AGENTS THÉRAPEUTIQUES CONSEILLÉS CONTRE LA PHTHISIE PULMONAIRE.

M. Louis a publié en 1825 un ouvrage très consciencieux, intitulé : *Recherches anatomico-patholo-*

giques sur la phthisie pulmonaire. Cet ouvrage n'a point menti à son titre, car, comme recherches d'anatomie pathologique, il est parfait; mais, en même temps qu'il nous fait la description des lésions cadavériques, l'auteur nous donne le résultat de son traitement sur plusieurs centaines de phthisiques, dont il a suivi la maladie jusqu'au terme fatal. Je dis que son résultat est déplorable, car tous ses malades mouraient. Que doit-on penser de remèdes réputés par quelques uns comme héroïques, et qui échouaient entre les mains de M. Louis, homme de pratique et d'érudition? Quoi qu'il en soit, le chapitre X de l'ouvrage précité m'a été d'une certaine utilité, en me confirmant dans mes prévisions. En effet, me suis-je dit, si les moyens employés par M. Louis n'ont pas guéri, c'est qu'ils sont insuffisants, peut-être même mauvais. Je devais donc suivre une autre ligne de conduite que lui; ce que j'ai fait, toutefois après avoir expérimenté, moi aussi, ces mêmes moyens. Les premières phrases du chapitre X de l'ouvrage de M. Louis sont les suivantes : « Le traitement était simple et varié, suivant les indications. Celles-ci étaient déterminées par l'état des fonctions et par les divers accidents qui venaient compliquer la marche de l'affection principale. »

Ainsi ce n'était pas cette dernière que l'on combattait, mais bien les accidents intercurrents. Le point de départ était mauvais : le but devait être manqué.

Le quart ou le demi-quart de portion, suivant l'appétit.

Contre la toux : infusion de lichen, potion gommeuse, sirop diacode, extrait gommeux d'opium, acétate de morphine, extrait de belladone.

Contre les douleurs pleurétiques : saignées, sangsues, vésicatoires.

Contre l'hémoptysie : saignées, ratanhia.

Contre la dypsnée : vésicatoire soit sur la partie antérieure du thorax, soit au bras, saignées.

Contre les frissons : sulfate de quinine.

Contre les sueurs : acétate de plomb.

Contre la gastrite : opium sous toutes les formes, eau de Seltz.

Contre la diarrhée : eau de riz édulcorée avec le sirop de gomme, et diminution des aliments, décoction blanche, diascordium, décoction de cachou, opium.

Comme on le voit par ce qui précède, M. Louis ne traitait que les symptômes dominants et négligeait l'état général. La marche que j'ai suivie est complétement l'opposé de la sienne. Nos résultats aussi ont été fort différents.

OPINION DE LAENNEC SUR L'ACTION DES MÉDICAMENTS PRÉCONISÉS COMME ANTAGONISTES DE LA PHTHISIE.

« Nous avons prouvé, dit-il, que la guérison de » la phthisie tuberculeuse n'est point au-dessus des » forces de la nature ; mais nous devons avouer en » même temps que l'art ne possède encore aucun » moyen certain d'arriver à ce but. Il suffit, pour » s'en convaincre, de jeter un coup d'œil sur les » innombrables remèdes proposés contre la phthisie » pulmonaire. On ne peut méconnaître une maladie » incurable, lorsque l'on voit tenter, tour à tour, » contre elle presque toutes les substances médica- » menteuses connues, employer les remèdes les » plus disparates, les médications les plus directe- » ment opposées, proposer chaque jour des remèdes » nouveaux, exhumer des moyens qui, trop vantés » autrefois, étaient restés longtemps dans un juste » oubli ; rien de constant enfin que les palliatifs et » les moyens propres à remplir des indications pu- » rement symptomatiques. »

Tout le monde connaît, au moins de nom, les immortels travaux de Laënnec, tout le monde comprend par conséquent l'importance de son jugement sur le sujet que je traite. Mais que l'on fasse attention qu'il ne frappe de réprobation ici que des moyens médicamenteux. Dans le cours de son ouvrage, il est partisan, je dirai même enthousiaste de certaines précautions hygiéniques : ainsi il recommande aux phthisiques d'habiter les bords de la mer, de faire des voyages sur mer. Le changement de lieu est pour lui très efficace. Que les malades pèsent donc ces réflexions : qu'ils ne croient pas que toutes les ressources de la médecine sont dans des fioles de pharmacien. Le traitement de la consomption pulmonaire est essentiellement hygiénique ; les drogues sont souvent inutiles, pour ne pas dire plus ; et lorsque, dans des cas spéciaux, on a recours à elles, c'est toujours comme moyen accessoire.

LE MONT LACTARIUS.

Du temps d'Hippocrate, on envoyait les phthisiques sur le mont Lactarius. A cette époque, la pharmacopée connaissait à peine quelques simples. Mais on savait que les plantes aromatiques donnent de la vigueur à nos fibres relâchées ; on ordonnait aux tuberculeux le lait du mont Lactarius, non pas comme rafraîchissant, mais comme fortifiant ; et beaucoup de phthisiques guérissaient. C'est que le mont Lactarius était couvert de plantes aromatiques, que les vaches qui y paissaient avaient par conséquent un lait abondant et tonique, bien différent de celui qu'on se procure dans les villes. Aujourd'hui encore, on se trouve bien d'envoyer ses malades phthisiques passer quelques mois dans un chalet suisse quelque peu confortable. Ils y vivent comme vivaient les malades d'Hippocrate sur le mont Lactarius ; ils ne font pas leur nourriture exclusive du lait, mais en usent à peu près chaque jour d'autant moins que leurs forces digestives s'en trouvent plus promptement restaurées.

CONTINUATION DE L'APERÇU SUR LES REMÈDES OPPOSÉS A LA PHTHISIE PULMONAIRE.

Comme nous venons de le voir par ce qui précède, M. Louis et Laënnec ne se sont préoccupés que d'arrêter dans leur marche ceux des symptômes qui venaient dominer à tour de rôle. Hélas ! il est bien difficile à l'esprit de l'homme d'embrasser du même regard et les faits et les causes éloignées qui les produisent ! L'attention se porte uniquement sur ce qui frappe les sens, sur le fait qui s'appelle toux ou diarrhée, tandis que la cause de ce fait, qui est la chose à laquelle il faudrait le plus penser, est celle dont on s'occupe le moins. Pour mon compte, je m'y suis aussi laissé prendre. Pour innover, il faut plus qu'une conviction profonde ; il faut le courage de braver les détracteurs : le mien a chancelé quelquefois, malgré ma manière de voir bien assurée.

Pourquoi cette hésitation ? Mon rôle n'était-il pas louable, sinon utile ? c'est que je me disais : beaucoup de médecins, certes plus habiles que moi, emploient des palliatifs, des gommes, des baumes, des térébenthines, des antispasmodiques, etc.; j'ai cru devoir suivre l'exemple de mes maîtres. Qu'ai-je obtenu par leurs moyens? un effet sédatif, quelquefois; de guérison, jamais. Celle-ci n'était pas possible; j'employais contre la phthisie ce qui n'était applicable qu'au catarrhe chronique. De ces formules, une mérite une mention honorable, celle des pilules anticatarrhales du docteur Trousseau. Je les ai ordonnées à dose croissante plusieurs fois chez les mêmes sujets, pendant six, huit mois : l'effet sédatif a été à peu près constant; elles ont soulagé, en rendant plus fluentes les matières de l'expectoration, et si dans deux de ces cas il y a eu guérison, je l'attribue surtout aux moyens généraux employés concurremment avec les pilules térébenthineuses.

Pour atteindre le même but, la racine de *polygala* de Virginie a été aussi souvent efficace.

Le kermès minéral, et en général les antimoniaux, m'ont paru plus nuisibles qu'utiles à toutes les périodes; le tartre antimonié de potasse fait peut-être exception. J'ai toujours vu qu'un ou deux vomissements produits par ce médicament soulageaient momentanément les malades, diminuaient leur dyspnée. Un de mes confrères, médecin fort instruit, me fit appeler près de lui; il me dit : « J'ai depuis six semaines la fièvre hectique, symptomatique de tubercules, que je soupçonnais depuis longtemps. » Le voyant dans un grand découragement, car ses paroles m'indiquaient que si mon jugement confirmait le sien, il serait pour lui un arrêt de mort, comme la masse tuberculeuse était un peu basse vers la cinquième côte, je diagnostiquai un engouement pneumonique. « Mais, me fit-il observer, cette pneumonie ne peut être qu'une pneumonie chronique, car j'en suis attaqué depuis six semaines, et je devrais aujourd'hui être mort ou guéri. » Je lui représentai que, si le cas était rare, il n'était toutefois pas sans exemple que des vieillards eussent gardé pendant deux, trois semaines et plus, des pneumonies à l'état latent, comme la sienne. En conséquence de ce diagnostic, le malade prit pendant trois jours le tartre stibié à dose élevée ; les vomissements durèrent douze heures seulement. Le quatrième jour, mon confrère me dit : « Je ne m'abusais pas sur ma position ; je suis guéri. Nous connaissons maintenant le moyen de faire disparaître une masse tuberculeuse. » Ce mieux ne fut que momentané, car au bout d'un an il était phthisique au troisième degré.

Nous voyons d'une part un effet salutaire de l'émétique ; mais ce que j'y vois encore, c'est que le malade connaît sa position ; il commence maintenant à se familiariser avec l'idée qu'il est phthisique ; le nouveau genre de vie qu'il adopte me fait supposer qu'il guérira.

Chez deux autres malades, j'employai le tartre stibié à la dose de 5 centigrammes dans un demi-verre d'eau à prendre en une fois. C'étaient deux jeunes filles. J'envoyai la première passer huit jours à la campagne ; c'est là qu'elle prit le médicament ; le trop-plein de sa poitrine disparut. Ce soulagement dura trois mois.

L'autre ne changea pas de lieu ; elle prit à quinze jours de distance trois fois la potion émétisée ; l'amélioration ne fut à chaque fois que de trois à quatre jours. Je pense, néanmoins, que, dans certains cas, l'usage longtemps continué du tartrate d'antimoine et de potasse pourrait faciliter l'absorption, comme il amène la résolution des catarrhes rebelles à tous les autres agents thérapeutiques.

Presque tous les auteurs écrivent que, pour guérir la phthisie pulmonaire, il faut et débarrasser le poumon des tubercules qu'il contient, et le préserver des éruptions secondaires. En admettant que le tartre stibié peut remplir la première indication, je crains qu'il ne soit opposé à la seconde. Pour celle-là, je dis positivement qu'il n'existe aucun remède ; il ne s'ensuit pas qu'elle ne peut être remplie ; elle est sous la dépendance des conditions hygiéniques.

DÉRIVATIFS.

On a employé des dérivatifs externes et internes : parmi les premiers se trouvent les vésicatoires soit au bras, soit à la partie antérieure du thorax, les cautères, les pommades irritantes, rubéfiantes. Ce genre de dérivatifs est généralement plus nuisible qu'utile; les internes sont nécessaires chez certains malades.

Depuis longtemps on a vanté l'eau de chaux, le chlorure de chaux. Hufeland a employé la première dans la phthisie commençante ; sans bien se rendre compte de la manière dont elle agissait, il en a retiré de bons effets. Il est probable qu'une certaine quantité de l'oxyde minéral arrivait au tubercule et s'y incrustait, mode de guérison qui n'est certes pas le meilleur.

J'ai employé le chlorure de chaux à très petite dose, et je m'en suis passablement trouvé.

Mais je dois dire que ces médicaments ne peuvent être employés pour combattre la phthisie pulmonaire que dans certaines conditions spéciales. On peut se passer d'eux complétement. Tout l'arsenal de la meilleure officine sera impuissant, s'il n'est secondé par l'hygiène. L'hygiène, au contraire, a assez de ressourses en elle-même pour triompher de la maladie. Je pourrais citer quelques cas de guérison dont l'honneur appartient uniquement au régime.

IODE ET SES PRÉPARATIONS.

Baron et Murray semblent avoir employé avec quelque succès l'iode contre la phthisie scrofuleuse, contre quelques autres affections tuberculeuses, le carreau, etc. Leurs essais, ayant été répétés, n'ont pas été satisfaisants. Cette différence dans les résultats provient probablement de ce que les circonstances n'étaient pas identiques. Comme j'ai souvent employé l'iodure de potassium et l'iodure de fer, je préciserai aux indications du traitement médical celles où ces médicaments peuvent être opportuns.

SEL MARIN, SEL GRIS, SEL COMMUN, CHLORURE DE SODIUM, CHLORHYDRATE DE SOUDE, ET, DANS L'ANCIENNE CHIMIE, MURIATE DE SOUDE.

Je savais depuis longtemps que le sel gris est employé contre certains engorgements du foie et contre les affections scrofuleuses, lorsqu'il m'est tombé sous les yeux un fascicule de M. Amédée Latour, dont suit l'analyse :

S'étant arrêté un jour sur une place où le directeur d'une ménagerie ambulante faisait exécuter à ses singes diverses évolutions, le médecin, plus préoccupé de son art que du spectacle qu'il avait devant ses yeux, réfléchissait que ces singes, venant d'un climat chaud dans un climat tempéré, doivent, dans la saison froide, contracter des rhumes et même la phthisie pulmonaire. La parade achevée, l'homme de l'art s'approcha du directeur de la ménagerie, lui communiqua ses prévisions et en obtint pour réponse qu'en effet ses singes devenaient facilement phthisiques ; qu'autrefois il en avait perdu plusieurs de consomption pulmonaire; mais qu'il n'en perdait plus ainsi depuis qu'il s'était imaginé, dès qu'ils commençaient à tousser, de les nourrir avec des carottes imbibées d'une forte dissolution de sel gris; qu'il était sûr de les guérir par ce moyen chaque fois qu'il l'employait au début de la toux.

M. Amédée Latour, pensant que ce qui se passait chez ces animaux devait trouver son analogue dans l'espèce humaine, ordonna en conséquence à ses phthisiques, le matin particulièrement, des bouillons gras contenant une dissolution concentrée de chlorure de sodium. Il a publié plusieurs observations de phthisie guérie, au moins en apparence, par ce moyen. On est, à juste raison, étonné qu'il ne se soit pas trouvé d'autres praticiens pour répéter ces expériences. Quant à moi, je me suis borné à engager mes malades à saler leurs aliments plus qu'à l'habitude; je dois dire qu'ils s'en sont très bien trouvés. Des digestions pénibles ont souvent été régularisées par ce moyen.

Ne confondons pas les effets du sel gris avec ceux du sel blanc. Le premier est stimulant, le second est diurétique. Quand il s'agit de fortifier, comme dans le cas qui nous occupe, il faut employer le chlorure de sodium. Dans le cas de pléthore ou d'affection du cœur, c'est le sel blanc qui est opportun.

Le phthisique n'emploiera que le sel gris.

Dans la pratique de la médecine, quelques hommes de l'art saignent souvent, d'autres rarement. Suivant la doctrine médicale que l'on a adoptée, on voit toujours des irritations ou on en voit fort peu ; leur nombre semble diminuer chaque jour. Il n'est pas du ressort de ce livre de faire le procès de la saignée d'une manière générale ; mais pour le cas qui nous occupe, je la bannis d'une manière formelle. En effet, voyons les résultats qu'elle nous donne.

Si nous avons pour but de diminuer la dyspnée et le mouvement fébrile d'un phthisique, la phlébotomie produira quelquefois cet effet, mais pour deux ou trois jours seulement ; après quoi, le malade présente ces mêmes symptômes avec tout autant d'intensité, souvent plus d'intensité qu'auparavant, et si quelque chose persiste, c'est l'affaiblissement produit par la saignée. Or, comme la maladie a elle-même pour résultat l'affaiblissement graduel, vous agissez dans le même sens qu'elle, vous avancez le terme fatal.

Saignera-t-on pour arrêter une hémoptysie ? Voyons encore ce qui arrive ici : La plupart des hémoptysies abandonnées aux seules ressources de la nature ne laissent plus de trace de leur passage trois jours après leur invasion ; celles que l'on combat par la saignée, tantôt disparaissent dans le même espace de temps, tantôt persistent jusqu'à ce qu'elles aient amené la mort.

Si vous avez pour but une déplétion, je vous dirai qu'elle est rarement utile au phthisique, et, le fût-elle, vous la produiriez avec moins d'inconvénients en diminuant pendant trois ou quatre jours la portion d'aliments; si c'est un effet dérivatif que vous demandez, l'expérience vous apprend que les saignées ne peuvent avoir ici ce résultat. Je vais plus loin : je maintiens que la phlébotomie a souvent entretenu, elle seule, des hémoptysies, que le repos et quelques légers astringents eussent promptement guéries.

Toutefois, si dans le cours d'une phthisie pulmonaire survient une pneumonie d'une certaine étendue, le médecin sera impérieusement nécessaire pour déterminer laquelle des deux méthodes rasorienne ou des émissions sanguines est le plus opportune. Un petit nombre de sangsues *loco dolenti* pourront quelquefois être prescrites avec avantage.

FUMIGATIONS.

Sous cette dénomination, je vais comprendre tout ce qui a rapport à l'inspiration de vapeurs quelconques, aussi bien que l'usage de fumer le tabac. Depuis longtemps, les médecins ont pensé qu'il était bon que les phthisiques fumassent des plantes hypnotiques, afin d'amoindrir la part de l'influx nerveux dans les conduits aériens. On ordonna des cigarettes de belladone ou de stramonium, que l'on trouve ordinairement préparées chez les pharmaciens.

En 1817, le célèbre embaumeur Gannal imagina un appareil pour faire respirer aux phthisiques les vapeurs du chlore; cette idée lui avait été suggérée par la remarque que des ouvriers atteints de phthisie pulmonaire, travaillant au blanchiment des toiles par le chlore, à Saint-Denis, avaient guéri d'une manière inespérée. Il paraît constant que M. Gannal a guéri quelques catarrhes anciens et rebelles; mais pour des cas de phthisie, il ne compte aucune guérison bien avérée.

Il ne pouvait, en effet, obtenir un résultat bien satisfaisant, puisque nous voyons qu'il s'occupait exclusivement de l'affection locale, affection qui résistera à tous les moyens, si l'on ne place préalablement le malade dans toutes les conditions hygiéniques désirables.

Laënnec, convaincu qu'aucun traitement n'est meilleur à opposer à la phthisie que la navigation et l'habitation des bords de la mer, avait imaginé de reproduire dans une des salles de l'hospice confiées à ses soins, une atmosphère marine à l'aide du varec ou goëmon frais (*fucus verrucosus*). Laissons-le parler : « Douze malades phthisiques furent soumis à ce traitement pendant quatre mois. Chez » tous, la maladie est restée stationnaire; et chez » quelques uns, l'amaigrissement et la fièvre hec-

» tique ont même sensiblement diminué. Neuf d'en-
» tre eux, se croyant guéris, n'ont pas voulu rester
» plus longtemps à l'hôpital ; mais je dois avouer
» que, dans ce nombre, un seul donnait des espé-
» rances réelles de guérison. Le varec nous ayant
» manqué au printemps, à raison des difficultés de
» son transport, de ce moment, la maladie a repris
» une marche rapide sur les trois malades restés à
» l'hôpital, et les a conduits promptement au terme
» fatal. »

Dans ces derniers temps, on a préconisé des cigarettes arsenicales ; plus récemment encore, des cigarettes camphrées. Eh, mon Dieu ! pourquoi donc toujours de l'arsenic dans nos formules, puisqu'il peut être remplacé dans toutes par des substances d'une efficacité non moins certaine que la sienne, et d'une innocuité, à coup sûr, plus universellement reconnue ? Les médecins qui ont employé les cigarettes arsenicales pour calmer la toux des phthisiques ont atteint leur but. Soit. Mais l'arsenic n'a encore ici aucune vertu particulière ; car tout ce qui est susceptible d'être fumé, et en première ligne le tabac commun, aurait produit le même effet que lui. Bien que l'usage de fumer soit, à mes yeux, le meilleur moyen d'arrêter la toux, je n'y attache néanmoins qu'une importance secondaire. Autrement, je retomberais dans la méthode des indications spéciales, tandis que je la combats.

On trouve encore chez les pharmaciens des cigarettes camphrées. Mais, je le répète, de toutes les fumigations, aucune n'est préférable à l'usage de fumer le tabac.

Le goudron a joui d'une certaine vogue, surtout en Italie. C'étaient des fumigations de goudron, des pilules et de l'eau de goudron. Ses effets m'ont paru tout-à-fait nuls.

On commence, à notre époque, au moins dans le monde médical, à comprendre que, si parfois les médicaments sont, entre nos mains, des armes puissantes, il y a à côté d'eux un autre ordre de moyens qui, dans bon nombre de cas, doivent marcher les premiers ; ce sont les moyens hygiéniques. M. Fournet, dans son ouvrage, est arrivé à cette conclusion; elle est aussi la même ; elle me servira de ligne de conduite.

SUITE DE L'APPRÉCIATION DES MOYENS OPPOSÉS A LA PHTHISIE.

TRAITEMENT.

Comme je l'ai dit et peut-être répété à satiété dans le cours de cet ouvrage, on ne trouverait que d'amères déceptions en demandant aux médicaments seuls la guérison de la phthisie pulmonaire. L'homme compétent, Laënnec, a avancé que cette guérison n'est pas au-dessus des ressources de la nature, mais qu'elle est au-dessus de celles de l'art. Pour faire ressortir le véritable sens de cette phrase, je vais la reproduire en d'autres termes :

Abstraction faite de tout médicament, on peut guérir une phthisie pulmonaire, en éloignant de celui qui en est atteint les circonstances anti-hygiéniques sous l'influence desquelles elle a pris naissance, et le plaçant dans de bonnes conditions.

Presque tous les auteurs qui jusqu'à ce jour ont écrit sur la phthisie pulmonaire n'ont prêté que peu ou point d'attention à l'état général, que j'appelle, moi, prédominance veineuse, surtout du système veineux abdominal; ils se sont occupés exclusivement de ce qu'ils dénomment des indications spéciales, c'est-à-dire des moyens de combattre les symptômes les plus saillants. Notons qu'ils avouent n'avoir jamais guéri. Or, *à priori*, le bon sens ne se refuse pas à admettre qu'en suivant une marche diamétralement opposée à celle de ces auteurs, il pourrait bien se faire que l'on arrivât à des résultats opposés aux leurs: c'est ce que mon expérience est venue confirmer.

Ainsi je m'occupe principalement de modifier l'état général.

Si parfois je prête attention à un symptôme dont l'intensité est très fatigante pour le malade, ce n'est qu'accessoirement et parce que celui qui le supporte n'a pas les moyens pécuniaires pour se placer dans les conditions que je serais disposé à lui prescrire, en vue seulement de traiter l'état général, car, traiter celui-ci, c'est traiter toute la maladie.

Comme on le voit, l'hygiène est la base de ce

traitement. On doit entendre par hygiène la science qui nous apprend la mesure d'après laquelle nous devons user de nous et de tout ce qui nous entoure.

Les détails dans lesquels je vais entrer pourront paraître minutieux, je le sais ; mais je ne recule pas devant les *on dit, on dira,* quand ma conscience me crie que, s'ils sont minutieux, ils ont aussi l'avantage d'être utiles.

ADULTES.

1° Toute personne qui a une petite toux sèche, quelque rare qu'elle puisse être, devra examiner si elle ne se trouve pas dans quelques unes des conditions que j'ai signalées comme anti-hygiéniques ; de cette connaissance découlera naturellement l'indication de s'y soustraire ; de plus, elle adoptera l'usage d'un gilet de flanelle, immédiatement appliqué sur la peau. Ce gilet doit recouvrir parfaitement toute la poitrine et les bras; une fois endossé, il faut bien se garder de jamais en suspendre l'emploi ; il devient vêtement indispensable, quelle que soit la saison. Cette précaution a souvent suffi pour faire disparaître à jamais une toux insidieuse. On fait un voyage de deux mois dans la Provence, par exemple, pour le printemps, l'été, l'automne et l'hiver, et tout simplement à la campagne dans le centre de la France pour la belle saison. Quel que soit le lieu que l'on adopte pour passer ces deux mois hors de sa maison, il faut mettre de côté tout travail intellectuel et physique; les distractions sont nécessaires, indispensables, mais toutes doivent tendre à donner de l'exercice au corps; les préoccupations intellectuelles et morales seront reléguées à un repos absolu.

Il s'agit donc de prendre beaucoup d'exercice physique en plein air et de le cesser juste à temps pour qu'il ne devienne pas fatigue.

En plus, une bonne alimentation, se composant, en gras, de potages au bouillon de bœuf, et de viandes rôties ou grillées particulièrement; en maigre, surtout d'œufs et de pommes de terre. Le cresson sera favorable comme dépuratif. Les deux substances précédentes sont aussi des plus saines: l'œuf, parce qu'il contient plusieurs principes similaires à ceux de l'économie de l'homme, la patate de la Virginie, parce qu'elle encore, indépendamment de ses éléments nutritifs, exerce une action dépurative sur le sang. Elle jouit de propriétés antiscorbutiques.

Avant les règnes de Louis XIV et de Louis XV, on observait deux scorbuts: celui de mer et celui de terre. Ils ont tous deux beaucoup diminué de fréquence; celui de terre même n'existe presque plus qu'en souvenir, et l'on est tout disposé à en attribuer l'honneur à la précieuse importation de Parmentier, qui, aujourd'hui universellement répandue en

France, n'est pas plus dédaignée du riche que du pauvre.

Les phthisiques, de même que toutes les personnes dont la constitution est très affaiblie, détériorée, n'ignorant pas qu'il leur faut un régime réchauffant et réparateur, et que les aliments du règne animal sont plus propres à atteindre ce but que ceux du règne végétal, demandent souvent au médecin s'ils doivent faire un usage exclusif des premiers. Je réponds négativement. Pour les conditions ordinaires de la vie, je trouve très sages les exigences de manger maigre deux jours sur sept. Dans l'état de convalescence, cette règle peut encore souvent être observée. A ceux qui, faute de conviction, veulent l'enfreindre, je les engage à ne pas le faire, dans l'intérêt de leur santé. Toutefois les plus souffreteux prendront, le samedi matin, une côtelette mouton bien salée au sel gris et bien poivrée, ou de de même un beefteack.

Le phthisique doit boire à tous ses repas du vin vieux pur, de bonne qualité, et du café à l'eau à la fin de son déjeuner.

Que l'on considère, si l'on veut, le café comme un médicament. Je connais un cas de phthisie guérie où le malade en prenait trois fois par jour. Toutes choses égales d'ailleurs, les personnes qui font un usage quotidien de café sont moins sujettes que d'autres aux affections putrides. Non seulement il facilite la digestion et imprime à la circulation une activité qui contribue à désobstruer les engorgements veineux, mais de plus il est antiseptique.

Je maintiens que ces moyens simples, hygiéniques, ont suffi, à ma connaissance, pour guérir souvent des phthisies au premier degré.

La classe si intéressante des artisans a de puissants motifs pour ne pas quitter son foyer domestique. Malgré ma répugnance à demander aux médicaments un secours dont ils sont souvent incapables, j'ai dû m'y résigner. Malgré moi, je revenais aux indications; mais, à l'inverse de mes devanciers, c'étaient toujours des indications générales. Ainsi, l'un éprouvait au printemps de la toux; de la pléthore, le sang lui montait au visage, l'appétit avait diminué; j'ordonnais cent pilules ante-cibum à la dose de trois par jour, et je m'en trouvais bien.

Un autre éprouvait au moindre refroidissement un accès de fièvre; son pouls était ordinairement mou, ses chairs flasques; il rendait souvent du sang après les fèces. Je prescrivais : vin de cascarille, trois cuillerées par jour; dans d'autres cas, c'étaient des pilules de la même substance. S'il y a un agent spécifique à opposer à la phthisie, c'est certainement le *croton cascarilla.*

2° Mais, dès qu'on est arrivé à la seconde période, la constitution est plus profondément altérée. S'il existe une fièvre lente qui tue à petit feu, des sueurs qui affaiblissent, une gastrite qui produit l'anorexie, la dyspepsie, des vomiturition, le malade tombe dans l'apathie; il ne comprend pas qu'on lui parle de voyages; et cependant, qu'il le retienne bien, le malheureux, sa maison sèra son tombeau, s'il ne se résigne pas à la quiter pour quelques mois au moins.

Le phthisique à la seconde période devra faire son prix de tout ce qui est recommandé à celui du premier degré. A lui, il faudra, pour se guérir, d'autant plus de temps que son système général sera plus en souffrance.

Bien que je n'accorde, en général, aux symptômes qu'une attention secondaire, il en est deux, l'hémoptysie et la toux, qui, dans certaines circonstances, méritent un traitement spécial.

Hémoptysie. — Le premier jour, je supprime les aliments solides ; le malade ne prend que du bouillon gras. Si le crachement de sang a eu lieu d'un seul jet, conséquemment n'a pas reparu depuis la veille, le lendemain et le surlendemain, le régime alimentaire ordinaire est repris. On observe un peu plus de repos pendant quelques jours.

Si, au contraire, l'hémoptysie persiste, que le pouls soit large et mou, j'ordonne le régime ci-dessus, et comme médicament tonique et astringent, deux ou trois cuillerées à café de poudre de cascarille.

Toux. — Si la toux est très intense, quinteuse et incommode, le meilleur moyen de la combattre consiste à fumer plusieurs fois par jour du tabac commun.

Ceux qui ne peuvent pas fumer calmeront le symptôme de toux en prenant chaque fois une cuillerée à café de sirop de morphine. Mais, que l'on ne s'y trompe point, l'opium et ses préparations contrarient le traitement général : l'opium calme et ne guérit pas.

3° Le phthisique au troisième degré tient à peu près le milieu entre la vie et la mort ; sa maigreur est souvent effrayante ; ses omoplates saillantes et en forme d'ailes d'anges ; sa démarche chancelante ; ses crachats jaunes-verdâtres, etc., tout en lui reflète la mort. Que l'intensité de tous ces symptômes le préoccupe peu, si son estomac fonctionne normalement : car de l'état de ce viscère dépend le pronostic à porter.

Le phthisique au troisième degré doit aussi, lui, changer de lieu. On a toujours ordonné aux tuberculeux, sans distinction de la période de leur maladie, de passer l'automne et l'hiver dans certaines contrées de l'Italie ou du Portugal. L'île de Madère paraît être le pays d'Europe le plus favorable aux phthisiques. Son climat est doux, tempéré, uniforme. On peut avancer que, comparée à Pise, Naples, elle est plus chaude qu'elles en hiver, plus fraîche en été. Elle offre moins de différence entre la température du jour et celle de la nuit, entre une saison et une autre, etc.

Si donc le tuberculeux au troisième degré a la force de faire le voyage de Madère, il doit l'entreprendre. Dans le cas contraire, il ira passer la saison chaude dans quelque chalet suisse ou tout au moins dans quelque riante campagne où l'herbage est fin et succulent, où par conséquent le lait est gras, aromatisé du parfum des plantes que paissent les vaches. En effet, vers la fin de la phthisie, l'estomac peut ne pas supporter également tous les aliments. Le lait est un de ceux qui passent le mieux. On le boit chaud le matin immédiatement après la tirée. Pour les repas, on essaie de suivre le régime alimentaire confortable dont il a été parlé plus haut. Avec du courage on le pourra; mais il faut mâcher lentement, afin que, lorsque les aliments arrivent dans l'estomac, ils forment une bouillie bien homogène, rendue à demi liquide par la salive qu'elle a entraînée avec elle et qui l'imprègne.

Il n'est nul besoin d'agents pharmaceutiques. Remarquons que le cortége des symptômes effrayants de la phthisie, à cette période, a principalement sa source dans l'absorption du pus de l'ulcère pulmonaire; qu'il faut donner du ton à tout le système pour lutter contre cette intoxication. Pour activer la circulation normalement et réchauffer le malade, nous savons, par les données générales, que le régime alimentaire nous fournira trois substances avec lesquelles nous pouvons atteindre le but proposé. Ces substances sont: le sel marin, le vin vieux pur et le café.

La chambre à coucher doit être à l'abri de toute humidité, l'air y être renouvelé chaque jour. Ces précautions sont indispensables pour tous les phthisiques. L'air pur, pour eux, c'est le baume de vie; l'air concentré ou humide, c'est la mort. Il faut donc que les fenêtres de la chambre soient ouvertes plusieurs heures par jour, pendant que le malade est à la promenade; mais les refermer dès sa rentrée et surtout le soir, deux heures au moins avant la tombée de la nuit.

L'habitation des lieux élevés, ceux voisins de forêts ou d'immenses jardins, c'est-à-dire de terres fréquemment remuées, sont contraires aux poitrines faibles.

CAS SPÉCIAUX.

Comme l'a dit Hippocrate, et comme l'expérience le confirme, la phthisie pulmonaire se déclare le plus souvent de dix-huit à trente-cinq ans. J'ai donc dû commencer par exposer les règles générales qui s'appliquent au plus grand nombre. Il est remarquable que, suivant les âges et les sexes, les indications peuvent être modifiées. Des observations scrupuleusement faites m'ont conduit à adopter, pour le jeune âge, des catégories distinctes.

L'hygiène est toujours en première ligne; elle se trouve puissamment secondée, dans les circonstances suivantes, par certains agents médicamenteux :

Pour les phthisiques, enfants ou adolescents, pas de café;

Pour ceux au-dessous de sept ans, de l'iodure

de potassium dans du lait, à la dose de cinq, dix, quinze centigrammes par jour ;

De sept à quinze ans, même remède, dans une infusion de feuilles de noyer ;

De quinze à vingt ans, infusion de feuilles de noyer seule, à la dose de deux et trois verres par jour ;

A tous les âges, lorsque l'on juge à propos d'attaquer discrètement la fièvre intermittente, on prescrit : vin de cascarille, deux, trois, quatre cuillerées, en une seule fois, à jeun; toutefois ce médicament ne trouve habituellement son application que chez les adultes. Il est de ces derniers que je vois deux fois par an, au printemps et à l'automne seulement : du 10 mars au 10 avril, ils prennent par jour trois cuillerées de vin de cascarille; autant du 10 septembre au 10 octobre. Ce sont pour la plupart des ouvriers qui n'ont pu se procurer le bénéfice des voyages, mais qui néanmoins, s'entourant chez eux de tout ce qu'ils reconnaissent comme utile à leur santé, sont dans des conditions hygiéniques à peu près irréprochables. Je les soigne depuis deux, quatre, six ans. Depuis le premier jour où je les ai vus, leurs tubercules sont restés tels quels ; mais comme le printemps et l'automne sont pour eux des époques de réaction générale bien sensible, certains de leurs symptômes s'aggravent. Le vin de cascarille vient rétablir l'équilibre.

C'est un Mémoire sur les affections scrofuleuses, par le docteur Négrier, qui m'a mis sur la voie d'employer les feuilles de noyer pour les phthisiques adolescents. L'emploi de ce médicament, prolongé quelques mois, m'a presque toujours paru favorable ; ses conséquences les plus saillantes ont toujours été l'augmentation de l'appétit et de la vivacité. Les préparations de feuilles de noyer sont souvent une puissante ressource pour le médecin. Mes observations confirment celles de M. Négrier, à savoir, que les préparations de feuilles de noyer sont toujours d'une complète innocuité.

Quel que soit l'âge, toute personne phthisique qui a en même temps une glande superficielle engorgée se trouvera bien des préparations d'iode.

L'iodure de fer, qui jouit à la fois des propriétés de l'iode et de celles du fer, peut trouver son application quand, dans le cours d'une phthisie au premier degré, des symptômes de chlorose viennent l'indiquer.

L'examen du pouls est d'une grande importance.

Dans une phthisie non traitée, les battements de la radiale deviennent de plus en plus filiformes, quelle que soit leur fréquence. Le retour à la santé est au contraire annoncé par un pouls plus large, plein, et d'une fréquence normale.

FIN.

TABLE DES MATIÈRES.

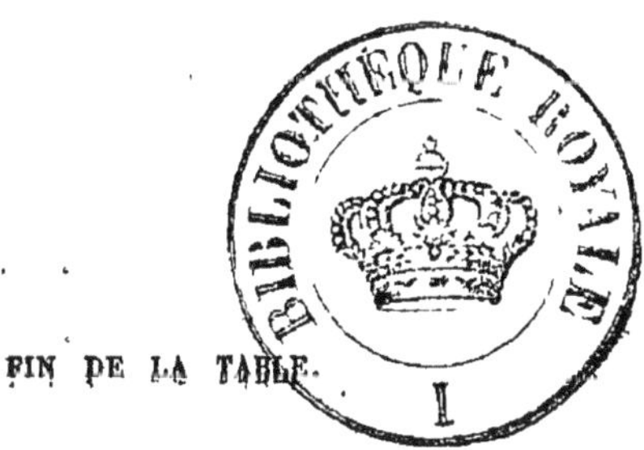

FIN DE LA TABLE.

www.ingramcontent.com/pod-product-compliance
Ingram Content Group UK Ltd.
Pitfield, Milton Keynes, MK11 3LW, UK
UKHW021100200726
13857UKWH00003B/1027